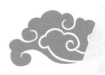

日常生活防癌
速查手册

路　臻　高楠楠　徐福田　主编

山西出版传媒集团

山西科学技术出版社

图书在版编目（CIP）数据

日常生活饮食防癌速查手册 / 路臻，高楠楠，徐福田主编 . ——太原：
山西科学技术出版社 , 2016.12
　ISBN 978-7-5377-5387-6

　Ⅰ . ① 日… Ⅱ . ① 路… ② 高…③ 徐… Ⅲ . ① 癌—食物疗法
—手册 Ⅳ . ① R730.59-62

　中国版本图书馆 CIP 数据核字（2016）第 195212 号

日常生活饮食防癌速查手册

出　版　人：赵建伟
责　任　编　辑：宋　伟
责　任　发　行：阎文凯
封　面　设　计：岳晓甜
出　版　发　行：山西出版传媒集团·山西科学技术出版社
　　　　　　　　地址：太原市建设南路 21 号　邮编：030012
编辑部电话：0351-4922063
发　行　电　话：0351-4922121
经　　　销：各地新华书店
印　　　刷：山西人民印刷有限责任公司
网　　　址：www.sxkxjscbs.com
微　　　信：sxkjcbs
开　　本：787mm×1092mm　1/16　印　张：15
字　　数：360 千字
印　　数：1-3000 册
版　　次：2017 年 1 月第 1 次印刷
书　　号：ISBN 978-7-5377-5387-6
定　　价：58.00 元

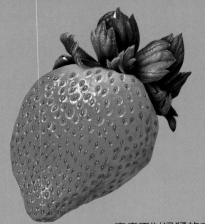

癌症正以迅猛的态势威胁着你我的健康！

2015 年统计数字显示，我国有超过 430 万人罹患癌症，280 万人因癌症去世！平均下来，每天约有 1.2 万人被确诊患癌，约 7500 人因癌症死亡。而全世界每年因交通事故死亡人数仅为 50 万左右，相比这一数字，癌症"杀伤力"无比迅猛！

正因为如此，当你听到身边熟悉的朋友被确诊癌症时，你也许只有对生命的叹息，不会惊讶了。

人为什么会患癌呢？癌症是种什么疾病？为什么有的人不患癌，有的人患癌呢？……诸多疑问困扰着我们。

癌症是种细胞学疾病，是人体的正常细胞在致癌因子的刺激下，先发生突变，继而癌变。换言之，癌细胞也是人体的细胞，只不过是夺人性命的"坏细胞"。

是什么刺激细胞癌变呢？刺激因素包括基因遗传、生活习惯、饮食、环境等多种，基因遗传因素仅占 10% 左右，生活习惯、饮食因素则为主因，占到 50% ～ 75%。因此，癌症是一种生活方式疾病！

科学的生活方式，让你远离癌症；反之，不良的生活方式则让你成为癌症高危人群。

哪些是远离癌症的生活方式？

保持好的生活习惯：睡眠充足，不熬夜；经常运动，不过劳；定时排大便，不憋尿；不吸烟，远离二手烟……

合理膳食：不吃烫食，少吃肉，不吃霉变的坚果和谷物……

不患癌的活法点点滴滴，具体的答案，请从书中寻找！

切记，科学的生活方式贵在坚持，一生不懈的坚持，因为癌症的威胁不会自动消失！

你需要一颗防癌的心！

CONTENTS | 目录

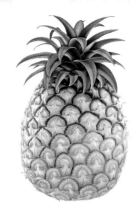

PART 1
了解癌症才能更好地预防 1

PART 2

防癌：从改变生活每一天开始　31

PART 3

防癌：这些食物助你构建癌症防线　67

第三章　特殊人群防癌怎么吃　　217

附录　常见致癌物一览表　　228

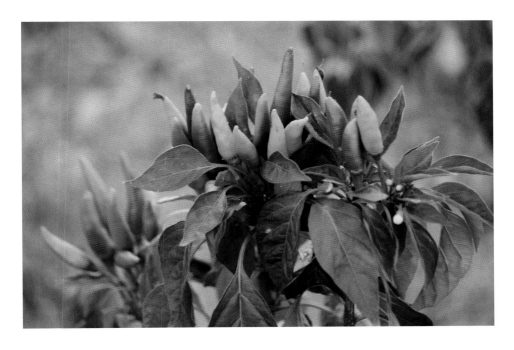

给你防癌的4个理由

1.水、空气等环境恶化，我国癌症呈井喷式爆发，每分钟有8人确诊患癌，每天近12000人被确诊。下一位也许就在你身边！

2.癌症以消灭人体为目标，早期发现生存率仅为1/3，晚期发现时人们大多只能盼望生命奇迹。

3.癌症带给患者诸多痛苦，疼痛、出血、消瘦、放化疗后遗症……还有每天如影随形的死亡心理恐惧。

4.癌症治疗成本高昂，基本花销平均10万～30万，给患者家庭带来沉重的经济负担。一人患癌，全家贫困！

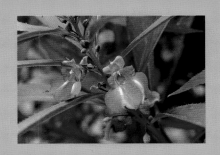

PART 1
了解癌症才能更好地预防

　　北京肿瘤医院附近几百米处，有一片城中村，周边高楼林立，将它包围起来，好像城市中的一座孤岛。它就是闻名全国的"癌症岛"。

　　岛上约有200间廉价出租房，每间不足15平方米，租户九成是来自天南海北的癌症患者。北京肿瘤医院的床位早已人满为患，再加上贫穷，他们只能暂时寄居在狭小的出租屋！

　　每天有租客从癌症岛离开，又有新的租客住进来。癌症岛从来不缺租客！

　　癌症岛，中国癌症现状的一个缩影！

日常生活饮食防癌
速查手册

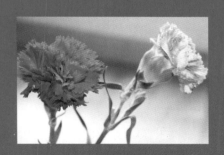

第一章
认识癌症

癌症离你我有多远？

2015年，我国癌症总发病人数约为430万，死亡人数约为280万，平均每分钟超过5人被癌症夺去生命。

上海1962年大肠癌发病率仅为8.7/10万人，到了2013年升至55～56/10万人，50年增长了5倍。目前，上海常住人口中每年新发肠癌患者超过8000例。

过去的30多年，我国肺癌死亡率增加了5倍。

过去的20多年，我国大中城市乳腺癌发病率增长了109%。

癌症是一种什么疾病？为什么越来越多的中国人患癌？

癌症是人体好细胞变"坏"

　　癌症是种什么病？癌症不同于流行性感冒，不是普通的病毒入侵人体。癌症是种细胞学疾病，是人体细胞发生了变异，由正常细胞变成"坏细胞"，继而对人体产生杀伤力。

正常细胞N次突变产生癌细胞

　　细胞是人体最基本的组织和功能单位。人体共有多少个细胞呢？40万亿～60万亿个。细胞每天在新陈代谢，老的细胞死亡，新的细胞产生。新细胞产生是通过分裂来实现的，1个细胞分裂成2个，2个再分裂成4个，4个分裂成8个……

　　细胞分裂过程中，有部分细胞会失控，加上受内外致癌因子的影响及刺激，内因如基因缺陷、内分泌紊乱，外因如吸烟、吃霉变的食物、呼吸污染的空气等，发生基因突变，细胞的DNA（脱氧核糖核酸）片段被异常修改，生成变异的细胞。这就好像流水线作业的工厂，难免出现几个残次品。

　　癌细胞就是细胞基因突变的产物。1次细胞突变不足以产生癌细胞，生成癌细胞至少需要6次突变。

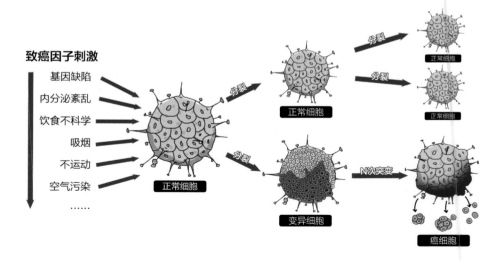

致癌因子刺激

基因缺陷
内分泌紊乱
饮食不科学
吸烟
不运动
空气污染
……

正常细胞

分裂　正常细胞　分裂　正常细胞　正常细胞

分裂　变异细胞　N次突变　癌细胞

癌细胞生成示意图

癌细胞逃过免疫系统剿杀

癌细胞生成后，人体的免疫系统会对这些"叛乱分子"进行剿杀，阻止它们危害人体健康。

免疫系统中对癌细胞起杀伤作用的主要是吞噬细胞、T淋巴细胞、B淋巴细胞、NK淋巴细胞等。吞噬细胞首先对"异类"发起进攻，将它们"吃"掉，经过酶的作用，试图将其分解，同时通知T淋巴细胞、B淋巴细胞等一起参战，共同剿杀。因此癌细胞往往在还未形成癌肿前，就会被免疫细胞消灭掉。

一些专家甚至认为，人体大约每天产生3000个癌细胞，如果人体免疫系统正常，它们基本陆续地被全部歼灭。

不过，当人体免疫系统不够强大时，"叛乱"的癌细胞就会有少量成功地逃脱，在人体局部组织扎根发芽，不断地分裂生长。

可以说，人体免疫系统是癌细胞的一道生死坎。癌症的形成，是人体免疫系统出现问题。

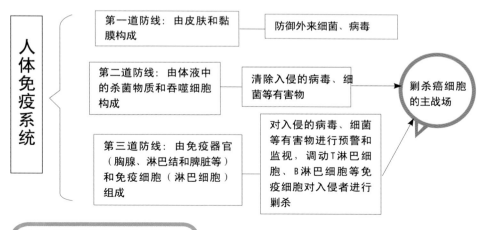

癌细胞分裂超过50次

癌细胞在人体内分裂生长，它的分裂是无限制的，失控的。

人体的正常细胞也会分裂，不过分裂过程是可控的，按需分裂，一般分裂不会超过50次。譬如，当肠细胞有1个衰老时，正常细胞便按需求分裂出1个新生细胞来代替它。

癌细胞则完全处于无政府主义状态，自由分裂，只要人的肉体存在，它就会在人体内一直分裂增殖下去。原则上，人们把分裂次数超过50次的细胞，划为癌细胞。

癌症四性：潜伏、寄生、入侵、转移

癌症难治，多数人患上癌症后以死亡告终，不管是男人还是女人，老人还是儿童！癌症的四大特点决定它难以治疗！

潜伏：至少六七年才发病

疾病都有潜伏期。人感染流感病毒时，多会在1～4天内发病，流感病毒的潜伏期平均为2天。癌症呢？癌症的潜伏期少则为六七年，多则为二三十年。

癌细胞采用倍增的繁殖方式增长，倍增的时间有长有短。如胃癌、肠癌、胰腺癌、食管癌等癌细胞，倍增时间平均为31天；乳腺癌细胞倍增时间平均为90天。

1个癌细胞只有10微米大，人的肉眼无法看见，人体也没有任何感觉。100万个癌细胞团聚在一起，才1毫米大，人体还是感觉不到，当它经过30次分裂，达到10亿个时，人体才会出现不适。按照胃癌的倍增时间，从1个胃癌细胞长到10亿个胃癌细胞，大约需要三四年时间，如果再加上细胞突变生成癌细胞的时间，至少需要六七年。因此，癌症是一种慢性病，潜伏期漫长。

潜伏期长对人来说是隐性致命的，因为人大多只是在身体出现不适时才去医院就诊，而这时癌症往往已发展到中晚期，治愈的机会渺茫。

寄生：疯狂地掠夺营养

癌症的生存方式是寄生，人体是寄主。

癌细胞与人体正常细胞比较，具有不死性，分裂生长速度快，尤其是发展到晚期，故而癌细胞十分强势。人体从饮食中获得的营养成分，大多被癌细胞"掠夺"走，供它生长。

人体正常细胞未能获得足够的营养，结果就是人体健康状况恶化，营养不良，身体消瘦，体重下降，出现恶病质。健康恶化导致人体免疫力越发下降，癌细胞发展更加肆无忌惮，恶性循环。

一些生物学家认为，癌细胞是人体内变异的"寄生虫"。

入侵：伤害邻近的组织和器官

癌细胞在增殖过程中，会表现出强烈的入侵本性，迫害周围的组织和器官。医学上称之为浸润。浸润主要体现在两方面：

一是癌肿增大时，对周围的组织、器官造成压迫，致人产生疼痛等不适。

二是癌细胞具有活性，不断地向正常组织内部渗透，就像大树扎根一样。癌发部位如果在肺、胃、肾等主要脏器，便会破坏它们的生理功能，产生疼痛、发炎等症状；如果渗透进血管，便会造成内出血，为下一步癌细胞转移提供条件。

转移：它可以无处不在

癌症浸润发展到一定阶段，癌细胞越发不安分，从癌肿上主动分离，似成熟的蒲公英种子，乘"交通工具"跑到其他地方安家，生长，传播子孙，医学上称之为转移。转移过程中，癌细胞偏爱血管、淋巴丰富的组织和器官。

转移给癌症治疗带来巨大难度，即便手术切除癌肿部位，癌细胞在人体其他部位会继续生长，"死灰复燃"。

癌症转移3大方式

转移方式	转移特点
淋巴转移	淋巴系统遍布周身，是癌细胞首选的转移通道，转移往往由近及远。例如：乳腺癌首先转移到同侧腋窝淋巴结，之后转移到锁骨上、下淋巴结。
血行转移	侵入血管，随血液循环到达其他部位着生，如肺、脑、肝和骨等。例如，胃癌常转移至肝和肺。
种植转移	癌细胞从肿瘤表面脱落，掉落在胸、腹等空腔处，然后生根发芽。

癌症的**分类及命名**

癌症为俗称，学名叫恶性肿瘤。根据细胞的类型，恶性肿瘤可分为癌、肉瘤两大类。

消化道和呼吸道的黏膜，肝脏、肾脏的上皮细胞发生的恶性肿瘤。又可分为三大子类：

鳞状上皮癌：发生于皮肤、食管、肺、子宫颈、阴道、外阴、阴茎等部位。

腺癌：发生于消化管、肺、子宫体、乳腺、卵巢、前列腺、甲状腺、肝、肾、胰腺、胆囊等部位。

未分化癌：分化程度很低的一类癌，可发生在人体的任何器官及组织。

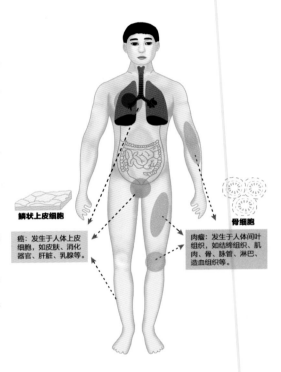

鳞状上皮细胞

癌：发生于人体上皮细胞，如皮肤、消化器官、肝脏、乳腺等。

骨细胞

肉瘤：发生于人体间叶组织，如结缔组织、肌肉、骨、脉管、淋巴、造血组织等。

指来自人体间叶组织的恶性肿瘤。如肌肉细胞、结缔组织、血液。白血病即是肉瘤的一种。

> **恶性肿瘤的命名**

命名通常采用两种方式：

方式1：肿瘤发生部位+癌（瘤）。如肺癌、食管癌、胃癌、前列腺癌。

方式2：癌细胞类型+肿瘤发生部位+癌（瘤）。如小细胞肺癌。

人体无处不癌症

人体哪些部位会患癌？

人体除指甲和头发不会患癌，其他各器官和组织都会和癌症扯上关系。

人体的一些部位患癌概率较低，如嘴唇、扁桃体、肛门、外阴、肾上腺等，发病率均在1/1000000以下。

肺脏、肝脏、食管、胃、大肠、胰腺、女性乳腺、女性子宫等器官，癌变率非常高，约占人体癌变总比例的86%。

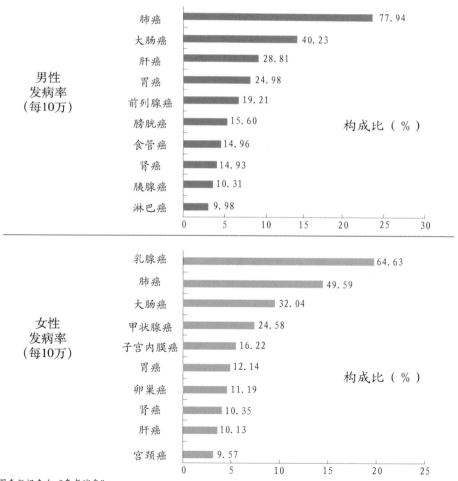

2012年北京前十位恶性肿瘤发病率及构成比

图表数据来自《参考消息》

如何区分良性肿瘤与恶性肿瘤

癌症只是肿瘤的一个分支，肿瘤的另一个分支是良性肿瘤。

良性肿瘤是指人体内某些组织的细胞发生异常增殖，呈膨胀性增长，瘤体呈球状、结节状，但肿瘤细胞的形态与正常细胞比较接近。譬如，许多人腹部生长的脂肪瘤就属于良性肿瘤，乳腺纤维瘤也属于良性肿瘤。

良性肿瘤、恶性肿瘤的区别

肿瘤，不分良与恶，对人体而言都是多余的东西，均有危害性，只是良性的危害性极小罢了。

良性肿瘤和恶性肿瘤之间有着很大的区别。从细胞形态和功能上说，良性肿瘤细胞接近正常细胞，生长缓慢，不会无限制增殖；恶性肿瘤细胞与正常细胞差异大，生长迅速，可无限增殖。

二者更大的区别体现在：良性肿瘤被一层纤维膜包裹，与其他组织分界清楚，不会侵犯其他组织；而恶性肿瘤无纤维膜包裹，会侵犯邻近的组织，与其他组织分界不清。

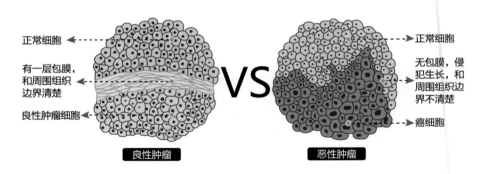

正常细胞 ←
有一层包膜，和周围组织边界清楚 ←
良性肿瘤细胞 ←

VS

→ 正常细胞
→ 无包膜，侵犯生长，和周围组织边界不清楚
→ 癌细胞

良性肿瘤　　　　　　恶性肿瘤

良性肿瘤会癌变吗

良性肿瘤是可能发生癌变的，变成恶性肿瘤，如卵巢肿瘤可恶变为卵巢癌，但这种概率非常小。实际上，绝大部分良性肿瘤终生不会恶变。

良性肿瘤虽不像恶性肿瘤那样威胁人的生命，但却会影响病灶部位的正常生理功能，尤其是生长在脑等部位，所以同样应该重视。

癌症会传染吗

生活中会发现许多"夫妻癌"现象，即夫妻两人先后患上癌症。这让人产生疑问：癌症是传染病吗？家有癌症病人，会不会传染给他人？

癌症不会传染

截至目前，所有癌症研究都得到一个结果：癌症是不会传染的，癌症不属于传染病，与肺结核、艾滋病等传染病不同伍。

从传染概念上讲，传染是某种疾病从一个人身上，通过某种途径传播到另一个人身上。传染须具备三个基本条件：传染源、传播途径、易感人群。三者缺一不可。动物实验发现，将患癌动物和健康动物长期关在一起饲养，健康动物没有生癌的传染现象。因此，癌症病人不能成为"传染源"，也无法通过空气、体液等途径传播癌细胞。

临床上，把一个癌细胞种植到一名健康的人身上，癌细胞没有生存繁殖，而是死亡。

种种研究与观察证明，癌症不是传染病，不会传染。至于"夫妻癌"现象，只能说明夫妻二人有相同的生活方式，这些生活方式不健康而诱发癌症。

传染病可促癌

癌症虽然不传染，但一些传染病却可致癌。例如，乙型和丙型肝炎病毒、乳头瘤病毒、幽门螺旋杆菌、EB病毒（即人疱疹病毒4型）、8型疱疹病毒等产生的传染病，都有可能使人患上癌症。数据显示，乙肝病毒携带者患肝癌的概率为6%。

世界上至少有一半人口受到幽门螺旋杆菌的困扰，该病菌可引起胃脏长期慢性炎症，而1%的胃脏长期慢性炎症可转化为胃癌。炎症刺激细胞不断增殖修补受损的组织，在增殖过程中，细胞分裂出错的概率增加，同时受外来突变因子损伤的可能性增加。

因此，传染病致癌不是伪命题，人们应积极治疗与应对传染病。

4种癌症具有明显遗传倾向

癌症具有一定的家族遗传倾向。10%左右的癌症是遗传造成的，特别是乳腺癌、胃癌、大肠癌、视网膜母细胞瘤，遗传倾向性更高。

癌症的家族遗传，可能与染色体畸变有关。正常人体每个细胞有46条染色体，各种致癌因子可以引起染色体畸变，使得染色体在数目和形态上均与正常细胞的不同，这种染色体的畸变有时会遗传给下一代，使子女具有患癌的可能性。

明确一点，癌症遗传只是"可能"，而不是绝对。具有患癌可能的人只是患癌概率比普通人高一些，而不是一定患癌。

乳腺癌遗传

乳腺癌是女性健康的"杀手"，家有乳腺癌患者，其子女和亲属应从20岁起每年到医院检查乳房。

判断自己是否属于遗传倾向性乳腺癌，有一简便方法：母亲或姐妹在停经前患两侧乳腺癌，你得乳腺癌的概率较大；母亲患乳腺癌时年龄较大，且家族中只有她一人患乳腺癌，则你基本不属于遗传倾向性乳腺癌，不必过多担忧。

案例：美国女影星朱莉为何切掉乳腺？

2013年5月份，37岁的美国女影星朱莉向世人透露，她接受了双乳乳腺切除术，以降低患癌风险。

朱莉母亲的家族均具有基因缺陷——BRCA1基因突变，这项基因缺陷使朱莉罹患乳癌概率高达87%，罹患卵巢癌概率高达50%。而朱莉的母亲、姨妈都因乳腺癌病发而过早离世。朱莉切除双乳的乳腺，实为无奈之举。

胃癌遗传

胃癌具有明显的家族聚集性，胃癌患者的父母、兄弟姐妹患胃癌概率是普通人的3倍。其中，弥漫型胃癌与家族的关系更为密切。研究还发现，弥漫型胃癌多发生于A型血的人。

大肠癌遗传

大肠癌分为两种，一种是直肠癌，一种是结肠癌。这两种癌症都具有明显的遗传倾向，遗传概率达到20%～30%。

譬如，有一种家族遗传性腺瘤病性结直肠癌，是由APC的抑癌基因发生突变引起。这类人肠道会长出许多息肉，息肉发展到一定的程度，比如人活到三四十岁时，便会癌变。即使这个人没有什么不良的生活习惯，往往还是会患结直肠癌。

判断大肠癌是否遗传有三点：一是家族中至少3人患大肠癌，且他们之间是直系亲属关系；二是必须累积连续两代人；三是至少有1人大肠癌发病早于50岁。

视网膜母细胞瘤遗传

视网膜母细胞瘤俗称眼癌，多发生于5岁以下的婴幼儿，是最严重、危害性最大的一种恶性眼部肿瘤，具有家族遗传倾向，概率为40%。遗传性视网膜母细胞瘤通常双眼发病，致盲之余，肿瘤将转移颅内，危及小儿生命，发病较早，平均诊断年龄为12个月。非遗传性视网膜母细胞瘤通常发于单眼。

视网膜母细胞瘤遗传与人体的第13对染色体基因RB突变有关。如果小儿从父母那遗传一个突变型RB基因，那么有80%可能发生肿瘤。

你属于癌症**高危人群**吗

不同的癌症，高危人群有着较大的差异。但从宏观角度来讲，以下几类人易患癌症。

从性别看：男人比女人更易患癌

除妇科癌症外，绝大部分癌症都"重男轻女"，男人患癌概率比女性高出16%。而男人患胃癌、肠癌、肝癌等常见癌症的比例，则比女人高出50%～60%，死亡率比女性高70%。

癌症为什么"喜欢"男性呢？

男性是社会和家庭的顶梁柱和主要劳动力，承担太多的压力，精神长期处于高压、紧张状态，神经、内分泌系统的紊乱，极易诱发细胞基因突变。

另外，男性有更多的不良生活习惯和饮食习惯，如吸烟、过度饮酒、熬夜、爱吃煎炸食品……它们均是癌症的诱因。

在癌症面前，男人不是强者，而是弱者。

从年龄看：老人、儿童易患癌

儿童是癌症高危群体，14岁以下儿童死亡原因中，恶性肿瘤排到第二位。常见癌症如白血病。3岁和5岁以内是儿童恶性肿瘤的两个高发期，3岁以前发病的占70%。儿童患癌，与母亲妊娠期接触化工、放射污染，成长时期接触过多的有毒、有害污染物有关，如含重金属的玩具。

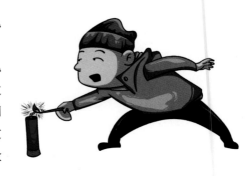

老人也是癌症高发群体。原因有两点：一是癌症潜伏期较长，人中年时出现细胞突变，可能到六七十岁才发病；二是老年人的免疫系统对癌细胞杀伤力降低，给予癌细胞更多的生存、繁殖机会。

国外一些专家预测：70岁以下的人，1/3以上会生癌；80岁，生癌的人接近四成，甚至更高；到了90岁，则难免100%会生癌；到100岁，人体内大都有好几种癌。不过，人体内有癌是一回事儿，不一定都会出现相应的症状，更不一定会死于癌。

从血型看：A型血的人易患癌

人患癌概率大小，与血型也有关。

1/3的癌症病人是A型血，A型血的人易患肉瘤、胃癌、舌癌、食管癌等肿瘤。尤其是胃癌，A型血者明显多于其他血型。另外，AB型血的女性易患宫颈癌。

更不幸的是，A型血的癌症患者经外科手术治疗后，癌症复发率明显高于O型血患者。

从体质看：4种体质的人群较危险

体质与癌症有关，4种体质的人是癌症高危人群。

过敏体质者：易患过敏性疾病，如哮喘、荨麻疹、食物过敏等。据统计，有过敏史的女性罹患乳腺癌的概率比正常人高30％，有过敏史的男性罹患前列腺癌的概率比正常人高40％。

气虚体质者：机体脏腑功能失调，气的化生不足，表现为气短懒言、神疲体倦、常自汗，易患感冒、胃脏下垂等病。这类人患鼻咽癌的概率明显高于其他人。

燥热体质者：表现为内热较重、性情急躁、心烦失眠、大便秘结、小便黄少。这类人新陈代谢呈病理性亢进，情绪不稳，易激发细胞癌变。

晦涩体质者：长期精神抑郁，面色晦暗，机体微循环多有障碍，时常出现隐痛。多种癌症发生与该体质有关。

从职业看：5％的癌症是职业惹的祸

因从事某种职业引发的癌症，称为职业癌。据统计，我国职业癌比例大概为5％。

职业癌种类主要为皮肤癌、膀胱癌、鼻咽癌、肺癌以及白血病。致癌物多通过鼻腔、口腔、皮肤等途径进入人体，潜伏期通常长达十几年或二十几年。例如：

接触砷矿、砷杀虫剂和化工的工人，易患皮肤癌；

生产染料、颜料的工人，橡胶工人，易患膀胱癌；

从事煤焦油、喷漆、石棉生产的工人，易患肺癌；

接触甲醛、芥子气以及从事制革的工人，易患鼻咽癌；

……

小专题：全国癌症高发省份

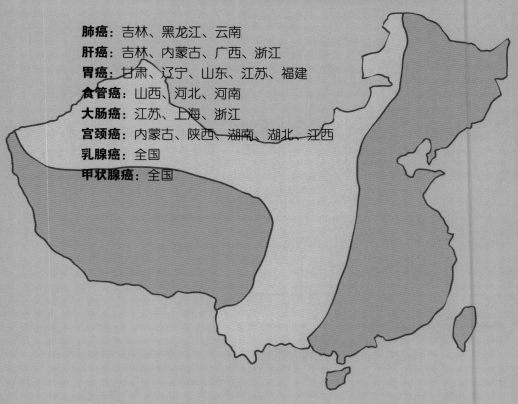

肺癌：吉林、黑龙江、云南

肝癌：吉林、内蒙古、广西、浙江

胃癌：甘肃、辽宁、山东、江苏、福建

食管癌：山西、河北、河南

大肠癌：江苏、上海、浙江

宫颈癌：内蒙古、陕西、湖南、湖北、江西

乳腺癌：全国

甲状腺癌：全国

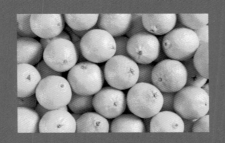

第二章
12种常见癌症的信号早知道

　　任何一种疾病，在发病前都会表现出来某些信号，癌症也是如此。

　　患癌部位不同，身体发出的癌变信号也不同。

　　及时掌握癌变信号，做到早发现、早诊断、早治疗，可以挽救生命。

　　请记住：40％的癌症，可以通过在生活中自检自查预防；早发现，癌症治愈率达到70％以上！

肺癌 咳嗽、血痰、低热、胸痛……

肺癌在我国发病率和死亡率占所有恶性肿瘤的第一位，绝大多数发生于支气管黏膜上皮组织，患病年龄大多在50岁以上，男性占多数。

肺是人体的呼吸器官，位于胸腔，左右各一。左肺有上、下两个肺叶，右肺分为上、中、下三个肺叶。肺内支气管如城市地下管道，反复分支，最后形成肺泡。肺泡是肺的功能单位，更是与外界气体交换的主要场所，其大小形状不一，数量有3亿~4亿个之多，总面积近100平方米。

肺癌 早期信号

咳嗽

咳嗽是肺癌的首发症状，占35%~75%。一般是阵发性干咳，好像有异物刺激，无痰或少痰，吃药一般不能缓解。吸烟的人如果咳嗽频率加剧，程度加重，咳嗽带有金属声时，尤其应小心肺癌。

血痰、咯血

多为痰中带血或间断血痰，原因是肿瘤组织血供丰富，质地脆，咳嗽时血管破裂而致出血；或肿瘤局部坏死、血管炎引起。病情持续恶化后，可见咯血。

胸痛

近半数患者的胸部出现不规则钝痛和隐痛，如果癌症侵犯胸膜或胸壁，则可引起尖锐而断续的胸膜性疼痛，甚至演变为持续性的钻痛。

气短或喘鸣

少数患者有胸闷、气短、喘息的症状，特别是肺功能较差的人。

声音嘶哑

5%~18%的患者表现为声音嘶哑，通常伴有咳嗽。原因是癌细胞侵犯喉部神经，致声带麻痹。

低热

20%~30%的患者出现低热症状，体温多在38℃左右，很少超过39℃。发热原因有二：一是肿瘤生长时压迫相应的组织，引发炎症；二是癌性发热，多由肿瘤坏死组织被机体吸收而引起。

出现杵状指

一些患者会出现杵状指，手指末节较粗大，像敲鼓的鼓槌。

胃癌 上腹部不适、疼痛、食欲减退、黑便……

胃的黏膜发生的恶性肿瘤简称胃癌。胃癌主要发生在贲门及其附近，也就是中医所说的上脘，约占2/3。55岁以上的人属于胃癌高危人群，患胃癌比例占70%以上。胃癌发生多与饮食不洁、饮食无规律及胃部病变有关。

胃是消化系统重要的器官，为容纳和消化食物的场所，位于腹部左上方，呈袋状弯曲，向上接通食管，名为贲门，向下连通十二指肠，名为幽门，两门之间为胃体。胃壁由肌肉组成，当胃中净空时，胃内壁充满褶皱，当胃中充满食物时，胃可舒张到25厘米长，容纳1.5升的食物。

上腹部不适

胃癌初起时，上腹部出现腹胀、沉重感，或心窝部隐隐作痛，往往被误诊为胃炎、胃溃疡。

进食不顺或恶心、呕吐

胃癌长于贲门时，癌肿阻碍食物进入胃体，常引起进食不顺、吞咽困难；长于幽门时，食物不能顺利进入小肠，人常恶心、呕吐，呕吐物伴有腐臭味。

疼痛

用手按压部分患者的上腹部时，出现压痛；或将手突然抬起时，腹内突然出现疼痛，即反跳痛。当疼痛持续且加重，向腰背部放射时，胃癌多已至晚期，侵犯腹膜后的淋巴、神经丛等组织。

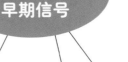

胃癌
早期信号

黑粪或呕血

癌细胞侵犯胃部正常细胞，导致胃出血。当出血量小时，只见黑粪，即粪便隐血；当出血量大时，呕血及黑粪皆出现。

腹内肿块

当癌肿较大时，人抚摸胃部，可触及坚实的肿块，肿块似生根一般，难以用手推动。

食欲减退、消瘦、乏力

不少患者饭后出现饱胀、嗳气而食欲下降，体重逐渐减轻。当该类症状与胃脘疼痛同时出现时，尤其应引起重视。

其他症状

部分患者可见腹泻或便秘、下腹部不适等症状。

肝癌 肝区疼痛、发热、消化道不适……

我国肝癌发生率是最高的，约占世界的53%，平均患病年龄为44岁。肝癌恶性程度高，发展迅速，发现时已多属晚期，生存时间通常不足半年。肝癌的发生与病毒性肝炎、吃发霉的食物、接触对人体有毒害作用的化学制剂等因素有关。

肝脏位于右上腹，隐藏在右侧膈下和肋骨深面。肝的上面隆凸称为隔面，能随呼吸而上下移动。隔面有一条镰状韧带，它将肝脏分为左叶、右叶两部分。右叶大而厚，左叶小而薄。肝的下面叫脏面，凹凸不平，与腹腔器官相邻。

肝区疼痛

因癌肿、癌细胞压迫或刺激到正常的肝细胞所致。疼痛会因肿瘤生长的部位不同而有所变化，初期多为间歇性的钝痛、刺痛，或疼痛放射到右肩或右背部，被误认为关节炎。

出血

部分患者因肝脏功能失常而有出血症状，如鼻出血、牙龈出血、皮下瘀斑（皮下出血）等。

肝癌早期信号

消瘦乏力

患者因消化道出现不适，很容易造成营养吸收及新陈代谢障碍，身体消瘦乏力，出现恶病质。这种症状常出现于肝癌的中晚期。

消化道不适

出现食欲减退、饭后上腹饱胀、恶心、呕吐、腹泻等一系列消化道症状，或消化道出血。

发热

肿瘤组织坏死后释放致热源进入血液循环，导致机体低热，一般在37.5℃～38℃，偶可达39℃以上。发热时间多见于午后，不伴寒战。

食管癌 入食哽噎、异物感、咽喉干燥……

食管黏膜上皮发生的恶性肿瘤称为食管癌，也称食道癌。食管癌发病率的特点是：农村和山区高于城市；30岁以前少见，50~70岁死于此病的人数约占全部食管癌死亡人数的75%。

食管是人体上消化道的一部分，是运送食物的软管状通道，位于胸腔内正中靠后，向上连接口腔咽部，下面是胃脏，内壁是一层黏膜。

入食哽噎

最常见症状，吞咽食物时产生进行性吞咽困难、哽噎感，且哽噎感的次数和程度逐渐增加。情绪波动时，哽噎感尤为明显。

疼痛感

下咽东西时食管产生疼痛或胸骨后疼痛，其性质呈烧灼样、针刺样、牵拉样或摩擦样，以咽下粗糙、灼热或刺激性食物最为显著。

食管癌
早期信号

异物感

食管壁上好似有东西黏附，咽不下去。

咽喉干燥、紧缩感

咽下方有干燥、紧缩感，情绪波动时越发明显。

滞留感

咽下食物或饮水时，感觉食物下行缓慢，并且有滞留不下的感觉。进食完毕，异物感消失。

其他

少数患者有胸骨后闷胀不适、背痛和嗳气等症状。

乳腺癌 乳房内肿块、乳头内陷、乳头溢液……

乳腺癌是发生在乳腺腺上皮组织的恶性肿瘤，99%发生于女性。我国乳腺癌发生率原本较低，但近些年来，发病率呈直线上升趋势，成为妇女最常见的恶性肿瘤之一。癌细胞在乳腺初生时，并不致命，但当癌细胞随血液或淋巴液播散至全身，形成转移，生命就处于十足危险中。

女性乳房基本上由腺体、导管、脂肪组织和纤维组织构成，内部结构形如一棵倒着生长的小树。乳房腺体由15～20个腺叶组成，每一腺叶包括若干个腺小叶和10～100个腺泡。

乳房内结节或肿块

女性多在洗澡或抚摸乳房时，自己发现乳房内有1个小结节或肿块，肿物多呈不规则的球形块，质地较硬，边界不清楚，用手难以推动。

乳头内陷

肿块逐渐增大，侵犯乳腺基底部，使乳腺的纤维组织和导管系统缩短，进而牵拉乳头，令乳头下陷，但可用手指牵出，这种现象叫"乳头内陷"。

乳头溢液

有5%的患者初期乳头有液体溢出，溢液为乳汁样、水样液、浆液性、血液性、血脓性等。

乳腺癌早期信号

乳房不对称

当癌肿膨大时或胸壁粘连时，患侧乳房的大小、形状与对侧明显异样，不再对称。

"橘皮样"皮肤

乳腺的皮肤上常出现深浅不同的凹陷点，发生酒窝状或橘皮样改变，临床上称为"酒窝征"和"橘皮征"。

腋窝淋巴结肿大

当癌细胞侵犯乳房同侧腋窝淋巴时，腋窝淋巴结增生、肿大，患者可感觉腋窝内有异物，肩臂或有沉重感、牵拉样痛。

大肠癌 便血、排便习惯改变、腹部肿块……

大肠癌属于高发恶性肿瘤，分为直肠癌、结肠癌两种，其中直肠癌占56%~70%。大肠癌属于中医学"症瘕""积聚""肠风""肠覃""下痢"等病症的范畴。

大肠位于腹中，是人体消化道的下段，接受小肠下传的食物残渣，吸收其中多余的水液，形成粪便，并经过肛门将粪便有节制地排出体外。成人大肠全长约1.5米，分为盲肠、阑尾、结肠、直肠、肛管五部分。

便血
粪便中带鲜血，是大肠癌早期最重要的一个信号，80%的患者都会出现。

排便习惯改变
排便突然变得无规律，腹泻、便秘等交替出现，持续时间超过3周。在排除胃肠炎的情况下，应考虑大肠癌的可能。

大便性状改变
大便形状呈扁状、变细或不规则，粪便带有脓血、黏液或呈暗红色。

大肠癌 早期信号

腹部肿块
排便正常的情况下，用手触摸腹部有包块，尤其是右侧腹部。

腹痛
多出现在右侧腹部，呈持续性。

其他
可见贫血、消瘦、腹胀等症状。

宫颈癌 不规则阴道出血、阴道排液、疼痛……

宫颈癌又称子宫颈癌，指在子宫颈的表皮生长的恶性肿瘤。主要由人乳头状瘤病毒感染引起。宫颈癌对女性健康威胁很大，仅次于乳腺癌，20～80岁年龄段都可能患宫颈癌，50～70岁则是发病高峰期。

子宫是女性生殖器官的重要部分，是孕育胎儿的器官。它位于女性盆腔内，形状似一只倒置的鸭梨，属于空腔器官。子宫可分为子宫底、子宫体、子宫峡和子宫颈四部分。子宫颈占子宫的下1/3，长2～4厘米，呈圆柱状，插入阴道。

ⅠⅠ 不规则阴道出血

宫颈癌早期的最主要症状，出血通常在性交后。癌症初生时，出血量少，晚期表现为大量出血。部分患者表现为经期异常，经期延长、周期缩短等，常被误认为月经不调。

ⅠⅠ 阴道排液

阴道排液增多，白带呈粉色、血色或黄色，稀薄如水样或米汤样，伴有腥臭味。如果癌症发展到晚期，随着癌组织破溃、组织坏死及局部组织感染，则有大量脓性或米汤样的白带排出，气味恶臭难闻。

宫颈癌 早期信号

ⅠⅠ 疼痛

一些患者腰骶、髋及下腹出现疼痛，疼痛或放射至臀部及腿部。疼痛出现，意味着宫颈癌进入晚期。

ⅠⅠ 其他症状

宫颈癌侵犯膀胱时，可出现尿频、尿痛、尿血等问题；侵犯直肠时，肛门坠胀、排便困难、便血等问题显现。

白血病　发热、出血、浅表淋巴结肿大……

白血病又称血癌，是一类造血干细胞恶性克隆性疾病。患病后，人的血液、骨髓以及各种组织器官里存在大量形态异常的白血病细胞，它们不断增生，抑制正常造血功能。按起病的缓急，分为急性白血病、慢性白血病两类，小儿发病多为急性的，中老年人多为慢性的。环境、食物污染，电离辐射，RNA病毒感染，苯、甲醛等有毒的化学物质等等，都可诱发白血病。

‖ 发热

超过1/2的患者早期表现为发热，体温可达38℃～39℃，呈反复、无规则的特点，往往伴有鼻塞、流涕、咳嗽等呼吸道感染的症状，让人误以为是感冒。

‖ 浅表淋巴结肿大

多数患者的浅表淋巴结出现肿大现象，以颌下、颈、锁骨上、腋下等部位较多见，无明显疼痛。

白血病 早期信号

‖ 出血

近40%的病人发病早期有此症状。全身各部位皆有出血的可能，以皮肤、牙龈、鼻腔最为常见。若患者出现视力模糊，可能为视网膜出血。

‖ 胸骨压痛

白血病特有的症状，胸骨下有明显的压痛，常持续存在，伴骨关节痛。这是大量白血病细胞浸润骨髓的表现。

‖ 贫血

主要表现为脸色苍白、虚弱乏力、多汗，即使是休息时都气促、心跳加快。

膀胱癌　血尿、尿频、尿急、尿痛……

膀胱癌是指发生在膀胱黏膜上的恶性肿瘤。膀胱癌发病率在我国泌尿系统恶性肿瘤中占第一位，高发年龄为50～70岁，男性发病率是女性的3～4倍。30%～50%的膀胱癌由吸烟引起，吸烟导致膀胱癌发病率提高2～6倍。另外，从事铝制品、煤焦油、沥青、染料等工业生产的工人，也易患膀胱癌。

膀胱位于骨盆内，是由平滑肌组成的一个囊形储尿器。其后端开口与尿道相通。膀胱底的内面，两侧输尿管口和尿道内口的三者连线呈三角形，叫作膀胱三角。

血尿

几乎每名患者都会出现，用肉眼可观察到尿中带血，特点为无痛性、间歇性。

尿道梗塞

如果癌肿侵犯输尿管口，将出现排尿困难，尿不出来，甚至诱发尿潴留、肾积水等病。

尿频、尿急

癌细胞侵犯膀胱三角区，可出现尿频、尿急的现象，10%～25%的患者出现该症状。

膀胱癌
早期信号

尿痛

部分人出现尿痛现象，膀胱憋尿和收缩时疼痛加剧。

其他

贫血、恶病质、耻骨上肿块等。

胰腺癌 腹痛、食欲差、黄疸、快速消瘦……

　　胰腺癌是消化道恶性肿瘤之一，可以发生在胰腺的任何部位，按病变部位分为胰头癌、胰体癌、胰尾癌和全胰癌。胰腺癌5年生存率小于1%，是预后最差的恶性肿瘤，有"癌中之癌"的恶名。肥胖、糖尿病、长期酗酒、慢性胰腺炎等是胰腺癌发病的重要诱因。

　　胰腺位于人体上腹部，胃的正后方，人们熟悉的胰岛就是其组成部分之一。胰腺体积很小，但作用非凡，分泌含有碱性的碳酸氢盐和各种消化酶的胰液，用于中和胃酸，消化糖类、蛋白质和脂肪。

腹痛

　　多为左腹、右腹疼痛，或见全腹痛，性质为绞痛、钝痛，大多向腰背部放射。卧位及夜间时，疼痛加重，坐、立、前倾位或走动时疼痛减轻。

快速消瘦

　　约90%的患者体重迅速减轻，与癌细胞对营养的消耗，病人食欲不振、消化和吸收障碍、精神焦虑等有关。

胰腺癌
早期信号

出血

　　可发生上消化道出血，表现为呕血、黑便。

食欲差

　　患者吃不下饭，尤其不喜欢肉类、多油的食物，同时伴有腹泻、恶心、便秘等症状。这与肿瘤生长影响胆管、胰腺导管的畅通，胆汁和胰液不能进入十二指肠有关。另外，胰腺梗阻会引发胰腺炎，也必然影响消化、食欲。

黄疸

　　癌症部位发生于胰头时，可较早出现黄疸。黄疸随病情的恶化而加重，尿色如浓茶，粪便如陶土，皮肤呈棕色、古铜色，伴有瘙痒症。有时会被误诊为肝炎、胆道疾病。

淋巴癌 淋巴结肿大、皮肤多样化、胃肠道疾病······

淋巴癌又称淋巴瘤，是原发于淋巴结或其他淋巴组织的恶性肿瘤。多见于中青年人，男性多于女性。初发时，多无明显的症状，当患者有明显的反应时，多数已发展至淋巴癌晚期，癌细胞已沿着淋巴组织四处扩散。演员李钰即死于淋巴癌。

淋巴系统是人体重要的免疫组织，由淋巴组织、淋巴管道及其中的淋巴液组成，是一个网状的液体系统。淋巴系统像血液循环系统一样几乎遍布全身。当身体某处患病、发炎时，邻近的淋巴结就可能肿大，一方面是杀灭致病菌，另一方面是向人报警：你生病了，抓紧治疗。

淋巴结肿大

不明原因的淋巴结肿大，尤以颈部、腋下淋巴结处多见。肿大的淋巴结初期是单一的，可以活动，随着病程发展，周围常出现大小不一、多个新的淋巴结肿。当癌组织侵犯神经系统时，有疼痛产生。

皮肤多样化

皮肤出现多种变化，如肿块、皮下结节、溃疡、丘疹、斑疹等，或出现瘙痒症。

**淋巴癌
早期信号**

不明原因的发热

长期低热或周期性发热，找不到原因，治疗后依然反复发作。

胃肠道疾病

如果淋巴癌发生于胃肠道，就会引起一系列反应，如食欲减退、腹痛、腹泻、腹肿块、肠梗阻、出血等。

鼻咽癌　涕血、头痛、鼻塞、耳鸣……

鼻咽癌是指发生于鼻咽黏膜的恶性肿瘤。全世界超过80%的鼻咽癌发生在我国，而广东、福建、台湾等省份则为重灾区。鼻咽癌发生是由遗传、免疫力、致癌物、促癌物等因素联合作用的。

鼻咽是指腭帆平面以上的组织。向前经鼻后孔通鼻腔；侧壁有一咽鼓管咽口，与中耳鼓室相通；后壁有一处纵形深窝，称为咽隐窝，鼻咽癌多发于此；鼻咽后上壁有一片淋巴组织，即咽扁桃体。

涕血
常发生在早晨起床后，表现为鼻涕中带血，或从口中回吸出带血的鼻涕。涕血量不多时，易被忽视，或被误认为是鼻炎、鼻窦炎。

颈部包块
脖子长出包块，包块通常质地较硬，活动度差，经消炎药物治疗无缩小迹象。

鼻咽癌早期信号

鼻塞
初期大多表现为单侧鼻塞，当癌肿增大时，出现双侧鼻塞。

头痛
70%的患者出现头痛，表现为偏头痛，部位多在颞、顶部，与癌组织侵犯相关部位有关。

耳鸣、听力下降
癌组织生长影响患侧的咽鼓管口，或侵犯听力神经所致。常被误诊为中耳炎。

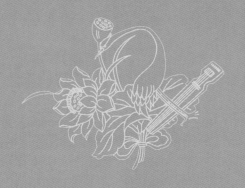

小专题：40岁后防癌须年年体检

　　癌症如果早发现，根治的机会非常大。癌症早发现的重要条件，就是防癌体检。防癌体检不同于一般的健康体检，它更专业，更具针对性。防癌体检内容重点如下：

体检项目	体检内容	重点人群
血常规	红细胞、白细胞、血红蛋白、血小板数量等检查（每年1次）	所有人
尿常规	尿液颜色、尿透明度、尿酸碱度、尿蛋白等检查（每年1次）	所有人
大便常规	粪便性状、幽门螺旋杆菌、粪便白细胞、粪便红细胞、粪便颜色、粪寄生虫卵、粪便隐血试验等检查（每年1次）	所有人
子宫	HPV检查、TCT检查、子宫内膜活检等（每年1次）	性生活过早或有多名性伴侣的女性
乳房	30岁后每月自检1次；35岁以上，每年做1次B超检查；40岁以上，每年1次钼靶检查	所有成年女性
肺脏	胸部X线照片或CT（每年1次）	烟民、特殊职业者
肝脏	肝脏B超检查、甲胎蛋白检测（每半年1次）	慢性肝炎患者、嗜酒的人
胃脏	胃蛋白酶、幽门螺旋杆菌、胃肠X线等检查（每年1次）	胃溃疡、胃炎等胃病患者
前列腺	前列腺特异抗体（PSA）试验（每年1次）	性生活频繁的人、熬夜者
大肠	每年1次肛指检查、大便隐血检验；每5年1次结肠镜检查	长期便秘、肠息肉患者

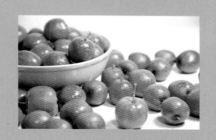

PART 2
防癌：从改变生活每一天开始

　　癌症的出现是多种因素共同作用的结果，如遗传基因、不科学的生活起居、不健康的饮食方式、不良情绪等。遗传因素属于内因，是不可人为改变的，但其致癌率不超过10％，其他因素则可以通过人为来控制改变。

　　因此，癌症像高血脂、糖尿病、高血压等慢性病一样，是一种生活方式疾病。

　　建立科学的、健康的生活方式，癌症将远离你我！

日常生活饮食防癌
速查手册

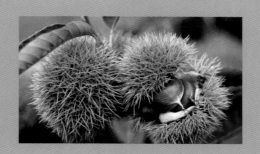

第一章
消除生活起居的致癌因素

约40％的癌症发生与不良生活的习惯有关，如肺癌、胃癌、鼻咽癌、皮肤癌、白血病、乳腺癌、宫颈癌、前列腺癌等。

生活习惯好与坏，犹如天平的两端：

坏习惯居多时，天平将向癌症一端倾斜；

好习惯居多时，天平将倾向健康一端。

个人卫生：男女都应关注的问题

✅ 勤洗手

勤洗手可以减少人感染肝炎、肺结核等传染病，这些传染病可令被感染人的相关器官发生癌变。

勤洗手还可以防止有毒、有害的物质经口进入人体。如超市购物时打印的小票，含有有毒化学物质双酚A，接触它们后不洗手，双酚A会通过皮肤或口腔进入人体，扰乱人体激素分泌，甚至可能致癌。另有案例显示，油漆工由于排小便前不洗手，患上阴茎癌。

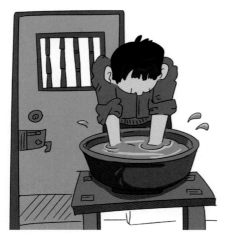

✅ 及时排空大小便

排大小便就是排毒。尿液中含有多种致癌的物质，能破坏膀胱的肌肉纤维，促癌变发生。膀胱癌的发病率与尿液在膀胱中存留的时间成正比。因此，不管有无尿意，人们都应增加排尿的次数。

粪便含有的致癌物更多，如硫化氢、粪臭素、胆固醇代谢产物等，长时间积存在大肠内，会刺激肠黏膜癌变。因此，每天早晨起来最好排大便1次。

✅ 正确使用洗发水洗头

洗发水无一例外地是清洁剂和其他成分的混合物，或多或少地含有致癌物二恶烷成分。二恶烷被列为2B级致癌物，对动物存在明显的致癌性。短暂接触高浓度的二恶烷，人眼、鼻及喉黏膜则会受到刺激。

购买洗发水时，认真阅读成分标签，选用清洁剂成分含量最少的；正确洗头，减少每次洗发水使用量，洗头时不用手抓挠头皮。

❌ 不刷牙

不刷牙将导致口腔细菌大量滋生，引发牙周炎、口腔溃疡、牙菌斑等问题，患口腔癌风险大增。另外，口腔细菌随唾液经食管下到胃脏，会引发慢性胃炎等，继而令食管癌、胃癌高发。研究显示，1/5的癌症患者有口腔感染和发炎的症状，严重的牙菌斑、牙周炎令患癌的风险增加80%。

刷牙每天早晚各1次最佳，一天刷2次比刷1次的人患癌概率低约29%。如果只刷1次，建议安排在晚上。另外，忌用漱口液代替刷牙，经常使用漱口液将降低口腔免疫力。

❌ 不洁性生活

不洁性生活易使女性患上宫颈癌。原因是许多病菌如淋球菌、单纯疱疹病毒等会趁虚而入，加上性生活使女性宫颈组织产生损伤，很容易引起宫颈组织炎症，而机体在修复受损组织的过程中增加了细胞癌变的风险。

另外，男性阴茎包皮里容易产生包皮垢，性生活前不注意清洗清洁，容易与尿液等混合产生致癌物。如果男性携带人乳头瘤病毒（HPV），则使女方宫颈受感染危险性增加近10倍。HPV是导致宫颈癌的罪魁祸首。口交等行为则会增加患口腔癌、喉癌的风险。因此，男女性生活前洗澡，是对双方的关爱。

❌ 男人不刮胡子

胡须往往给男人以阳刚气，是另一种美，但留胡须也带来健康隐患。胡须容易吸附空气中的灰尘、微生物以及汽车尾气中的铅等重金属，这些有害物质极易侵犯呼吸道，加大患癌风险。另有研究数据显示，不刮胡子患中风的危险系数较大。

因此，胡子应常刮，每天早晨起床20分钟后是刮胡子最佳时间。

❌ 用纸巾擦嘴

餐后用纸巾擦手擦嘴，成为许多人的习惯。但不是所有的纸巾都可以用来清洁嘴巴。一些纸巾为节约生产成本，会在纸浆中添加滑石粉、碳酸钙等无机原料，这些成分对身体健康构成隐患。纸巾也不是越白越好，许多生产企业为了纸巾有"卖相"，会在纸巾生产过程中添加荧光增白剂，此物对神经系统、血液系统均有损伤，可致白血病等癌症。

饭后清洁嘴部最好的方法是用手帕或用水清洗。使用手帕更环保，减少树木砍伐，降低垃圾产生量，值得提倡。

❌ 长时泡游泳池

游泳池定期使用氯化物进行消毒，池水消毒后产生三卤甲烷这种副产品，它是一种化学致癌物，可增加游泳者患膀胱癌、哮喘的风险。为了安全，应减少泡游泳池的时间，出浴后应进行淋浴。

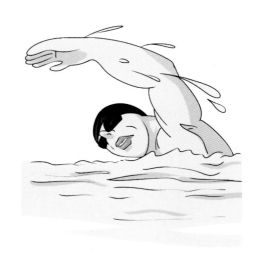

衣着打扮：美丽诱惑下易生癌

✅ 选穿浅色棉质衣服

选穿衣服时，应选棉纤维衣物，衣服颜色以白色、浅驼色为佳。衣服在染色、印花时，多使用偶氮染料，这种物质也用于油漆、塑料、橡胶等着色。在特殊条件下，偶氮染料能分解产生20多种致癌芳香胺，对人体细胞癌变起催化作用。衣服颜色越鲜艳，如大红、绛紫色，含有害染料成分越多。

一些衣服上有涂层，闪闪发光，这层涂层多含有重金属，一旦被人体吸收，肝、肾、骨骼等器官组织将受损。

✅ 新买的衣服先洗后穿

衣服出厂前，通常在高温高压下，使用化学试剂甲醛做防缩、抗皱、免烫等功能处理，因此新衣中有甲醛残留。如果新衣散发出一股异味，多是甲醛含量超标所致。甲醛刺激除引起人咳嗽、流泪、视力障碍、皮肤过敏等不适外，还具有致癌作用。

衣服中的甲醛经清洗可以弱化，因此新衣应先洗后穿，清洗新衣前可在水中适量放些食盐，浸泡一段时间，以达到杀菌消毒的目的。

✅ 慎涂指甲油

涂指甲油是广大女性的流行时尚。指甲油中暗藏多种有毒化学物质，如苯、邻苯二甲酸酯、甲醛、丙酮、乙酸乙酯等近20种，长期涂抹或接触的话，轻则使指甲发炎，重则可致癌；对孕妇来讲，危害的将是胎儿，可致胎儿畸形、流产。国外有关调查显示，从事美甲职业的女性患癌、流产率较普通女性高。

因此，女性应减少涂指甲油的次数，更不能涂"三无"产品。

✅ 少搽唇膏、唇彩

一些唇膏、唇彩生产不规范，含有化学物质，铅、铬、镉、铝等重金属含量超过健康标准。铬是已知的致癌物，与胃癌有关联；铅则损伤肝肾等器官，促细胞增生分裂，诱发肾癌、肺癌等。相比面部使用的化妆品，唇膏、唇彩更易被吞入口中，毒副作用更大。

建议每天频繁使用唇膏、唇彩的人群，减少次数和用量。

✖ 干洗的衣物马上穿

很多人将羊毛衫、西装、呢子大衣等高档衣服拿去干洗，干洗店最常用的干洗溶剂是四氯乙烯。这种干洗剂具有去污力强、不损衣物的优点，但它是一种动物致癌物，且易被衣服纤维吸附。人体长期沾染四氯乙烯会引起头晕、眼花、恶心、手指麻木等症状，并引起皮肤和肝、肾的损伤。所以，衣服最好不要干洗。干洗的衣服勿马上穿，应挂在室外通风处晾晒最少4小时，令干洗溶剂充分挥发掉。

✖ 长期穿塑身内衣

塑身内衣是由弹性很强的纤维材料做成的，紧箍在身上，对胸、腹、背等部位形成挤压，影响血液循环，造成脾、胃、肝、肾、子宫等器官长期处于紧张状态，多引发疾病，如消化功能下降、月经不调、宫颈炎等。塑身内衣长期挤压乳房，影响乳房内淋巴液回流，会导致乳腺增生、囊肿甚至癌变。

✖ 过度染发

染发剂广泛使用苯二胺做着色剂，特别是黑色染发剂，含苯二胺的剂量相对较高。苯二胺对人来讲，有一定的健康风险，除可致皮肤过敏外，还会增加患非淋巴肉芽肿性淋巴癌、乳腺癌、皮肤癌、白血病、膀胱癌的概率。皮肤过敏、哮喘等人，染发危险性更严重。台湾歌手高凌风62岁死于白血病，据医生说，与他过度染发有关。

为了自己的健康，应把染发的致癌风险降到最低点：一年当中染发最好别超过3次；头皮破溃时，勿染发；染发后，要多清洗几次；使用品牌染发剂。

✖ 夏天大量使用爽身粉、止汗剂

夏季为了防止流汗、起痱子，一些女性会使用爽身粉、止汗剂。爽身粉的主要成分是滑石粉，研究显示，它可能与肺癌、卵巢癌等肿瘤有关联。止汗剂则会阻止身体排汗，令毒素堆积在淋巴结，诱使乳腺癌高发。儿童也是使用爽身粉的"大户"，尤应引起重视。

✖ 文身

一些文身所用的墨水含有钴、汞等10多种致癌成分，它们进入血管后会聚集在脾脏和肾脏，影响身体的排毒功能，并增加罹患皮肤癌的风险。另外，文身机器所用的针头如果消毒不严格，极可能传染乙肝、艾滋病等传染病。

居室装修：须防花钱买来癌风险

住房远离马路

有统计数据显示，离马路越近，患呼吸系统癌症，特别是肺癌的概率较高。马路上车辆来往穿梭，浮尘、汽车尾气以及汽车刹车时产生的橡胶颗粒悬浮在空中，离马路越近，浓度越高，人吸入量自然越大，患癌风险高也就再正常不过了。

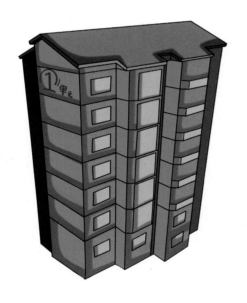

减少含甲醛材料的使用

甲醛广泛存在于家具、地毯、板材等家居装潢材料中，其中人造板、夹心板等含量最高。材料中的甲醛成分很容易挥发出来，污染居室。当居室甲醛超标时，人容易"落病"，轻则喉咙疼、呼吸道发干，重则出现白血病、鼻咽癌、肺癌、皮肤癌以及消化道肿瘤，对儿童致癌最明显。所以，尽量选用低甲醛建材，同时减少室内的家具数量。

判断新装饰房子甲醛超标看四点：室内或家具等有刺鼻的异味，长期不散；室内植物的叶子易变黄，枯萎；家养的猫、狗、热带鱼等小动物生病，或不明原因地死亡；早晨起床时呼吸道不适，鼻腔干，嗓子疼，出门上班后症状减轻。

使用环保涂料

劣质涂料往往含苯及其化合物较高。苯是强致癌物，具有特殊的香味，在常温下挥发很快，长期吸入会破坏人体循环系统和造血机能，致人头晕、头痛、恶心、呕吐等，严重者可诱发贫血、白血病，乃至死亡。因此，粉刷墙壁、木板时应使用环保涂料。

另外，墙纸、地毯、清洁剂等也含有苯及其化合物，购买时应注意。

✗ 居住冬季建造的楼房

冬季建房时，水泥中会掺入防冻剂、速凝剂来应对低温，这些掺入物与水泥会产生较多的放射性惰性气体——氡，形成氡污染。氡是镭衰变的产物，与人体的脂肪有很高的亲和力，对细胞造成损伤，最终诱发癌变，被WHO（世界卫生组织）视为室内主要环境致癌物，是肺癌的第二大诱因。研究显示，每立方米空间内氡含量升高100贝克，肺癌风险增加16%。美国每年因为氡辐射而死的人有数万之多！

其实，水泥、煤渣砖等最常用建筑材料也会放射氡气，只是量较小罢了。

✗ 用花岗岩、大理石等做室内装修

花岗岩和大理石含有放射性物质，衰变后产生以氡气为主的放射物质，存在致癌隐忧。通常颜色和密度是分辨放射性强弱的方法：颜色越鲜艳，放射性越高；密度越大，放射性越高。

瓷砖也具有一定的放射性，不宜装饰儿童房间。

排除室内氡、甲醛、苯等污染，最好的方法是每天开窗通风半小时，让这些污染物散出去。每天9～11时、14～15时是最佳通风换气时间。

✗ 新房装修完立即入住

新装修的楼房最少空置3个月再入住，这期间每天都开窗通风，让装修材料中的有害气体散发出去。如果孕妇入住，最少空置6个月，防止影响胎儿健康。

提升空气的湿度、温度，甲醛挥发速度将加快，如湿度增加12%，甲醛释放量约增加15%。故在条件允许的情况下，可利用空调来调控室内的温湿度。

✗ 庭院、室内随意摆放花草

一些观赏性花草含有促癌、致病物质，如变叶木、铁海棠、凤仙花、金果榄、鸢尾、夹竹桃、夜来香、含羞草等，并不适宜用来装饰庭院、居室。人如果长期与这些花草相伴生活，极可能罹患鼻咽癌、肺癌等恶性肿瘤。

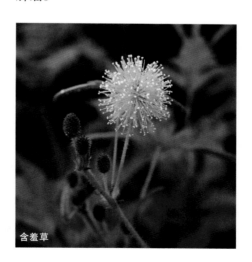

含羞草

睡眠休息：别让疲劳成癌症诱因

✅ 每天保证7～8小时睡眠

成年人每天的睡眠7～8个小时为宜，每少睡1小时，人体免疫细胞便会减少，免疫系统功能降低，而癌细胞的生成、生长，恰恰需要逃过免疫细胞的剿杀。因此，长期睡眠不足6小时的人，是癌症高危人群。医学研究指出，每晚睡眠不足6小时的绝经妇女，患乳腺癌的风险是睡眠时间充足妇女的2倍。

另外，睡眠少，糖尿病、心脑血管病等疾病高发。

✅ 恰当的时间入睡

高质量的睡眠与入睡时间密切相关。成年人在22：30～23：00之间上床睡觉最好，这时身体各器官系统会依次休息，为明天"工作"充电。

忌熬夜通过白天补觉，这样会使睡眠规律发生紊乱，人体内分泌失常，进而影响细胞正常分裂，导致细胞突变。

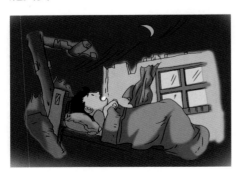

❌ 长期熬夜、上夜班

女性连续3年定期上夜班，比上白班的女性患乳腺癌的概率高出40%；超过3年上夜班，患病概率则升至60%。男性经常熬夜，前列腺癌发病率较高。为什么呢？

夜间灯火通明，人体褪黑激素的分泌减少，而褪黑激素的作用正是保护细胞免受氧化破坏，抑制癌变细胞生长。

❌ 儿童夜间开灯睡觉

一些儿童可能怕黑，喜欢开灯睡觉。开灯睡觉与上夜班一样，灯光会影响褪黑激素的分泌，令儿童患癌概率大增，特别是白血病。开灯睡觉还会促性早熟、近视眼。研究显示，不足2岁的孩子开灯睡觉，患近视眼的概率是34%，2岁之后还开灯睡觉，出现近视的比例是55%。

❌ 总是右侧卧睡觉

当人右侧卧睡觉时，胃部位置高于食管，胃酸易返流到食管，腐蚀食管壁，严重时致人喉咙酸痛、气喘、胸部紧压等问题。长期如此，有诱发食管癌的风险。

不良情绪：癌症滋生的"土壤"应铲除

⊗ 长期心情紧张

长期心情紧张会抑制正常的身体机能，产生失眠、血压升高、心率失常等问题。研究显示，紧张还与大肠癌呈靶向关系。

⊗ 爱钻牛角尖

一些女性遇到生气的事，特别较真，怎么也迈不过去这道坎，思想上钻了牛角尖，无法自拔、解脱。这种人易患乳腺癌、卵巢癌。

⊗ 带气吃饭

一些人喜欢生气，而且经常带气吃饭。中医认为肝主气，易疏泄。生气导致内气不疏，易致肝癌；而带气吃饭则会影响胃的消化，患胃癌的概率高。

⊗ 自我压抑

具有较强的自我控制情感的能力，情绪不轻易外显，喜怒不随意外露。工作上是个"老好人"，对上司唯命是从，凡事总是忍让，哪怕有情绪也只闷在心里。这类情绪多会影响胃的健康，易患胃炎等毛病，进而令胃癌多发。另外，自我压抑与肺癌也具有靶向关系。

⊗ 完美主义性格

完美主义者对什么事情都不满意，努力去改善它们，甚至达到吹毛求疵的地步，乐此不疲。这类人易激动、发怒、焦虑，而且经常处于挫折、失败中，患胃癌、腺腺癌的较多。

⊗ 自卑

自卑是一种性格缺陷，指低估自己的能力，觉得自己各方面不如人，同时伴有害羞、不安、内疚、忧郁、失望等情绪。研究显示，女性长期处于自卑失望中，患宫颈癌的概率高于正常人。

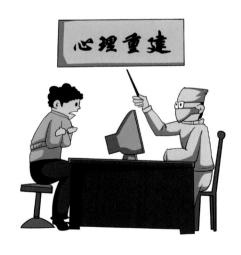

心理重建

户外出行：做好安全防护十分重要

✅ 远离核辐射区

出门旅游时，应远离核弹爆炸、核电站泄漏的地区。核辐射对人体健康带来不可估量的影响，致癌是最显著的一种表现。1945年日本广岛、长崎两地遭原子弹轰炸后，幸存者中4~8年内白血病发生率达到高峰，甲状腺癌、乳腺癌、肺癌、胃癌等恶性肿瘤的发生率也较高。科学家指出，人累计接收辐射剂量达到100毫西弗特时，1%的人会患实体癌。

最致命的是，核辐射污染长达数百年，难以清除。

✅ 每天晒太阳 15 ~ 30 分钟

人如果长时间不晒太阳，罹患乳腺癌、结肠癌、卵巢癌、前列腺癌等恶性肿瘤的危险将提高1倍，这与机体内维生素D合成不足有关。维生素D调节着细胞的增殖和分化，防细胞癌变的作用不可小觑，但是它在谷粮、果蔬中存量非常少，日常饮食难以满足人体的需求。好的消息是，人只要将手脚裸露出来30厘米，每天进行15~30分钟的日光浴，人体就能自我合成足量的维生素D来满足消耗。

一天中，有两段时间最适合日光浴，即上午6~10时，下午4~5时。

✅ 积极应对空气污染

2013年，世界卫生组织宣布污染的空气为一级致癌物，危害程度超过石棉、钚、紫外线辐射、烟草烟雾等许多致癌物，常致人罹患肺癌、膀胱癌等。统计数字显示，2010年全球22.3万人死于因空气污染而导致的肺癌。所以，人们积极应对空气污染，沙尘、雾霾等天气发生时，老人、孩子应尽量待在家中，不外出；上班族出行时，应戴口罩。

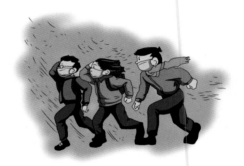

✅ 街道树木喷药时做好防护

城市街道两旁的树木定期喷洒农药，进行除虫防病作业。行人应做好防护，远离农药喷洒作业区或戴口罩，不用手接触带有农药残留的树木枝、叶，回家后洗脸洗手。农药含有许多对人体有害的成分，存在致突、致畸、致癌威胁。

✅ 避让沥青铺路作业区

沥青多是煤或石油深加工后的副产品，铺路高温加热时会产生烟雾、粉尘散入空气中，人吸入或皮肤接触可引起中毒，出现皮炎、视力模糊、结膜炎、胸闷、心悸、头痛等不适。沥青烟中含3，4-苯并芘等致癌物，可诱发皮肤癌、肺癌、胃癌和食管癌等肿瘤。因此，遇到沥青铺路作业时，人们最好远远避让。

❌ 夏季在阳光下曝晒

夏季太阳较毒，长时间暴露在太阳光下，紫外线将对皮肤造成严重的灼伤，令黑色素细胞增殖、皮肤细胞功能丧失及皮肤修复系统断裂，增加患黑色素瘤等皮肤癌的危险。皮肤经太阳光照射变黑，就是皮肤组织受损的表现。儿童的皮肤防护组织不健全，阳光曝晒后患癌率更高。

避免阳光曝晒，做到以下几点：中午12～14时的阳光紫外线最盛，最好不要外出；外出时应采取一些防护措施，如涂防晒霜、打遮阳伞以及穿浅色的衣服等。

❌ 忽视汽车车厢内的空气污染

越来越多的人以轿车代步，来自车内的空气污染不容忽视。车体的油漆、胶、塑料、隔热减震材料等带有毒性化学物质，高温下毒性成分挥发加剧；车厢内地胶、坐垫、香水座等装潢装饰，也会释放出苯、甲醛、丙酮、二甲苯等有毒气体。

❌ 小儿在高压线附近玩耍

高压线、变电站产生的电磁场，会对人体产生一定的辐射伤害。长久接触的话，电磁辐射将导致心血管疾病、神经系统疾病、孕妇流产、胎儿畸形等。小儿对高压线的辐射伤害特别敏感，患白血病的概率将提高数倍。

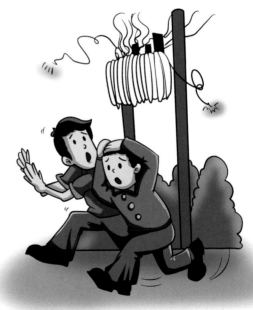

运动锻炼：防癌最有效、最便宜的方式

✅ 运动时间最低标准"5.30"

运动时间很重要，最低标准是每周运动5天，每次运动最少30分钟。如果天天运动，每次运动达到60分钟，防癌效果更佳。有研究显示，长期坚持科学运动，患癌概率降低90%。

✅ 多种运动方式相结合

运动坚持有氧运动为主，如快走、慢跑、游泳、健身操等。有氧运动具有强度低、有节奏、持续时间较长的特点，能充分燃烧体内的糖分，消耗脂肪，增强心肺功能，调节心理和精神状态。适量辅以力量训练，强化肌肉，如举重、引体向上等。

老年人选择太极拳、广场舞、体操等较适宜。

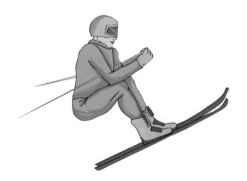

✅ 女人适当做些家务

女人每周做16~17个小时的普通家务，如清洁地板、洗碗、洗衣等，可以有效地预防乳腺癌。但不能一味地以做家务代替运动，因为家务劳动和散步一样，达不到运动强度。

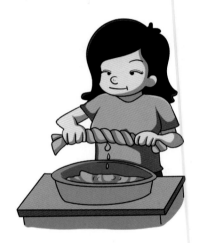

❌ 久坐不动

世界卫生组织指出，70%的疾病是因坐得太久、缺乏运动引起的；每年有200多万人因长时间坐着不动而死亡。许多人在电脑前一坐就是数小时，这种"恶"习会抑制人体免疫遗传因子的活力，令免疫力低下，增加患胃癌、大肠癌等癌症的风险。

✪ 运动强度过大

适量运动可以提高人体免疫力，而运动过度时，人体产生的激素剧增，反而抑制淋巴免疫细胞产生的数量及细胞活力，令机体免疫力降低。人这时容易被病菌、病毒侵袭，易罹患感冒、肺炎、胃肠道感染性疾病。

判断运动过度看两点：一是自我感觉，运动时出现呼吸困难、头晕目眩等不适，运动过后全身沉重得不想再挪步，疲劳感不消失；二是心率，运动中心率超过150次/分钟。

✪ 饭后立即剧烈运动

饭后马上进行大量运动，血液会散布在四肢、体表肌肉，内脏血流就少，继而影响消化吸收，产生嗳气、腹胀、胃痛等胃肠疾病，患胃病的人则可致病情加重。

饭后0.5~1小时运动较科学。

✪ 忌空气污染严重时户外运动

雾霾、沙尘等天气时，不要到户外运动，防止空气中的有害物质侵害呼吸、心脏系统。可做一些室内活动，如瑜伽、器械锻炼等。

适不适合户外运动，看空气污染指数：空气污染指数<75时，适宜户外跑步；空气污染指数在75~115之间时，减少户外运动时间；空气污染指数>150时，取消户外运动。

✪ 运动后马上洗浴

运动后立即洗冷水浴，血管会立即收缩，血液循环阻力加大，同时机体抵抗力降低，易生病。洗热水澡危险更大，在热水的刺激下，身体内的血液会大量地流进肌肉和皮肤，而心脏和大脑供血快速减少，导致人头昏、眼花、虚脱、休克，并容易诱发一些慢性疾病。

运动，给你防癌抗癌7个理由

有媒体报道，一名72岁卢姓胃癌患者经手术、化疗治疗后，每天坚持骑自行车、慢跑、散步等体育锻炼，几年下来，身体各项指标大都正常，而且原来的颈椎病、腰痛病等都已治愈。运动防癌抗癌有7大理由：

1.运动刺激人体免疫细胞大量增殖，干扰素每小时增加1倍，增强癌细胞查杀。

2.运动增强体内气体与外界交换，促铅、锶、镍等一些致癌物排出体外。

3.运动时人体排汗增强，排出致癌物。

4.运动可消除肥胖，而肥胖与乳腺癌、食管癌、结肠癌等发病密切相关。

5.运动时人体体温暂时性升高，而癌细胞最"怕热"，容易被杀死。

6.运动可调节心理，改善不良情绪，避免因情绪不良患癌。

7.癌症晚期，癌细胞会随血液循环转移到他处"安家"。运动使血液循环加快，让癌细胞不易"站住脚"、落地生根，限制癌症扩散、转移。

药物安全：滥用存在患癌风险

✖ 躺着吃口服药片

采取立位、坐位服用药片时，食管处于垂直位，药片下行入胃顺利。躺着服药，药片容易黏附于食管黏膜上，多半在食管中溶解，哪怕喝水也起不了多大作用。药物溶解在食管壁，不但影响药效的充分发挥，还会刺激食管，造成食管黏膜损伤，埋下患食管癌的隐患。

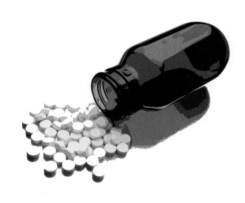

✖ 干吞药

有些人直接吞药，不用水送服，这种吃药方法十分危险，一方面跟躺着吃药一样，危害食管健康，另一方面是一些药物在没有充分水溶解的情况下，可在体内形成结石。

✖ 擅自增加药量

服药剂量一定要根据药品说明书、医嘱来，不可抱有让病快点好的想法，而擅自增加药物剂量。凡药三分毒，过量服药可导致急性中毒。一些药短期过量服食表面上可能对身体没有什么明显的影响，但长期服食，药物在体内蓄积的话，则存在致癌、致畸胎、致突变的"三致"副作用，即慢性毒性。

✖ 女性长期服用避孕药

避孕药由雌激素、孕激素或两者混合构成，对人体激素分泌有一定的干扰，短期服用对人体健康影响不大，长期服用会增加静脉血栓的风险，同时可能诱发乳腺癌、子宫癌。

✖ 随意给孩子服用营养补充剂

一些家长常给孩子买一些补钙、补锌、补铁等营养剂来吃，认为它们只有好处没有坏处。其实，过量服用补充剂可能适得其反，招致儿童机体功能失调。例如，过量补充微量元素锌易发生脓疮病，过量补钙易致结石，过量服用胡萝卜素可致肺癌、心脏病。因此，儿童生长所需营养素应从膳食中获取，不可以药代补。

慎用含致癌因子的中药

一些中药含致癌成分，长期过量服用有风险。例如：

细辛、肉豆蔻、大茴香、小茴香、土荆芥、零陵香、桂皮、槟榔：含黄樟醚因子，可诱发肝癌、食管癌、鼻咽癌等。

大黄：含大黄素，可引起染色体畸变。

藿香、辛夷、石菖蒲：含甲基胡椒酚成分，可诱发肝癌。

铁树叶：含苏铁苷成分，可诱发肠癌、肝癌、胆管癌。

马兜铃、关木通、天仙藤、青木香、寻骨风、广防己：含马兜铃酸，影响肾功能，长期服用可诱发膀胱癌、输尿管癌。

慎用可致癌的西药

一些西药对癌症也具有诱导作用，长期服用有风险。例如：

氯霉素：引起急性粒细胞性白血病。

复方新诺明：诱发再生障碍性贫血、白血病。

解热镇痛药：如阿司匹林、扑热息痛、安乃近、炎痛喜康等，可诱发白血病；非那西汀，可诱发膀胱癌、肾癌。

免疫抑制剂：用于降低免疫系统反应和器官移植排异反应，大量服用可致淋巴癌、白血病。

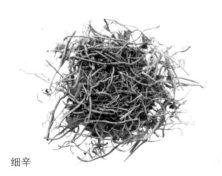

细辛

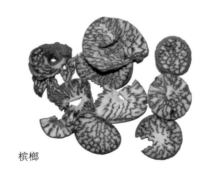

槟榔

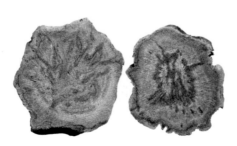

大黄

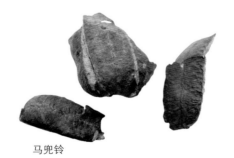

马兜铃

小专题：吸烟是癌症的"催化剂"

　　我国有超过3亿的烟民，男性占绝大多数，女性只占4％。已知烟草含69种致癌成分，包括尼古丁、烟焦油、一氧化碳、芳香类化合物等，其中烟焦油危害性最大。

吸烟诱发多种癌症
　　吸烟最易诱发肺癌，肺癌死亡者中，87％是由吸烟引起。每天吸1～4支香烟，肺癌发病率为$75/10^5$；每天吸烟25支，连续抽20年以上，肺癌的发病率上涨至$227/10^5$。
　　吸烟还是口腔癌、食管癌、胃癌、胰腺癌、肝癌、肾癌、宫颈癌和大肠癌的催化剂。

二手烟同样很危险
　　二手烟即被动吸烟，不吸烟的人吸入其他吸烟者喷吐的烟雾的行为。不吸烟的人每天吸"二手烟"超过15分钟，其危害等同于吸烟。丈夫每天吸烟20支以上的女性，患肺癌率高于不吸烟的女性至少2倍。

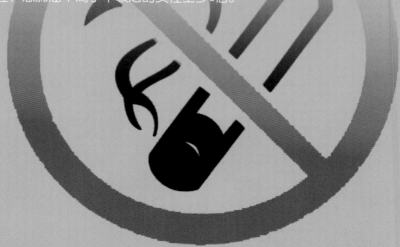

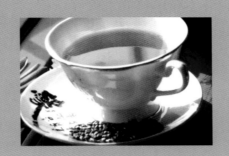

第二章
斩断饮食致癌的黑手

　　饮食与癌症密不可分，有30％的癌症是因饮食不当造成的。

　　饮食中肉食比例过多、蔬菜水果摄入不足、烹饪方法不科学、进餐方式不合理……均可诱发癌症。

　　饮食与消化系统肿瘤、乳腺癌、肺癌、胰腺癌、鼻咽癌等的发生密切相关。

膳食原则：防癌大方向不能错

❌ 嗜食红肉

红肉指烹饪前呈现出红色的肉，猪肉、牛肉、羊肉、鹿肉、兔肉等哺乳动物类的肉均属红肉。研究显示，每天摄食红肉及加工肉类的人，患肠癌、前列腺癌的概率较高，红肉可能是大肠癌的重要元凶。

建议：红肉（生）每天摄入少于80克，一周不超过500克；加工的肉类火腿肠、午餐肉等也应少吃。为解决口腹之欲，不妨用白肉、鱼类等代替红肉。白肉指鸡、鸭等禽肉。

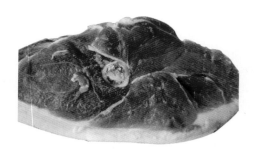

❌ 吃隔夜菜

胃癌与吃隔夜菜成正比关系。蔬菜，特别是绿叶类蔬菜如白菜，生长过程中体内积聚较多的硝酸盐类，烹饪熟后如果放置的时间过久，细菌会大量滋生，它们分解菜中的硝酸盐，还原成亚硝酸盐，而亚硝酸盐在体内、体外均可以很容易地转化成强致癌物亚硝胺，因此亚硝酸盐为间接致癌物，必须限制摄入量。隔夜菜回锅加热，是否能去除亚硝酸盐呢？答案是不能。因此，每次炒菜宜适量，一顿吃完最好。

❌ 过量饮酒

饮酒不会直接诱发癌症，但却是癌症的间接诱因。酒精会溶解人体消化系统口腔、食管、胃等器官的上皮细胞组织，造成一定程度上的"创伤"。之后，上皮细胞进行分裂，修补"创伤"。大量、常年饮酒，修复上皮细胞的次数增加，而在这一过程中，细胞分裂出错的概率自然增加，为细胞突变、癌变创造了条件。不论饮用白酒、啤酒、红酒，都会增加口腔、咽、喉、食管、胃、肝等组织器官的患癌风险。

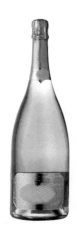

每日饮酒者，罹患食管癌的风险是每周饮酒少于1次者的3倍；每周饮酒1~6次者，罹患胃癌的风险增加67%；重度饮酒者罹患直肠癌的风险增加53%。

对于女性而言，酒更是"穿肠毒药"——令乳腺癌高发。

✕ 大量食糖

糖含热量高，大量食用会诱发肥胖，而肥胖是癌症高发的重要诱因。

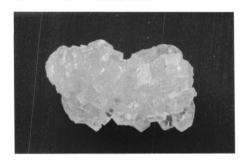

✕ 吃烧焦的肉、鱼

肉、鱼烹调时不慎烧焦，其所含的蛋白质、脂肪均会变性，生成致癌、致细胞突变的成分，致癌危险程度超过黄曲霉素。因此，烹调鱼和肉时应该注意火候，万一烧焦了就要扔掉。

✕ 长期吃含激素的保健品

一些保健品含有激素成分，长期服用可致身体内分泌失调，进而诱发恶性肿瘤。例如，乳腺癌与体内雌激素分泌过多有直接关系。当女性长期进补含雌激素类的保健品时，乳腺导管上皮细胞就会由正常发育变为异常增生，进而有癌变的可能。

与激素有关的癌症包括乳腺癌、前列腺癌、甲状腺癌、胰腺癌等。

✓ 三餐科学配比

一般来讲，成年女性每天需要摄取1800~1900卡路里的热量，男性需要1980~2340卡路里。将一日所需总热量分配到早、中、晚三餐中，科学的比例应为3:4:3。从营养比例上，蛋白质占10%~15%，碳水化合物不少于55%，脂肪不超过30%。

食物应尽可能多样化，最好每天吃20种以上的食物。各种谷物都要吃，最好吃全谷，粗粮细粮比应为1:3，荤素比1:4。

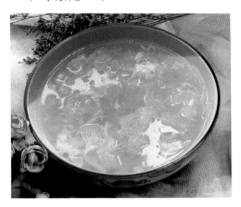

✓ 食物之间科学混搭

食物之间搭配有讲究，搭配得当，可以充分发挥营养素之间的协同作用。如鱼头烧豆腐：豆腐含钙质较丰富，不过单吃吸收率较低，但搭配富含维生素D的鱼肉一起吃，则能提高人体对豆腐中钙元素的吸收与利用。

食物搭配不当可影响人体健康。如豆腐与竹笋同食易生结石症；吃柿子时饮白酒，极可能引起中毒、死亡。

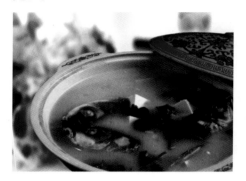

进食果蔬抗癌，与果蔬中的矿物质、维生素、膳食纤维等成分联合作用保护人体细胞有关。实验表明，一个人每天蔬菜的摄入量从150克增加到400克，患肺癌概率降低50%；从100克增加到350克，患胃癌概率降低60%。

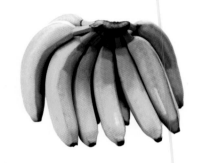

🌱 每天果蔬"五五制"

每天摄入果蔬总量500克，摄入果蔬种类5种，每种摄入量100克。这样可以降低人20%的患癌概率，对预防消化系统癌症、生殖系统癌症、甲状腺癌、鼻咽癌、肺癌等诸多癌症有效。

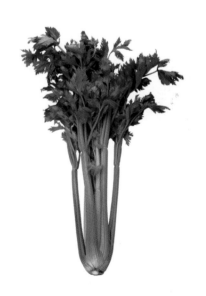

✅ 常吃十字花科蔬菜、菇菌

十字花科蔬菜是最经典的抗癌蔬菜，包括西兰花、菜花、卷心菜等，它们所含的营养成分能预防结肠癌、肺癌、宫颈癌等。

香菇、鸡腿菇、平菇、黑木耳等菇菌，含有多糖、硒等防癌成分，能对抗自由基，为人体排毒。

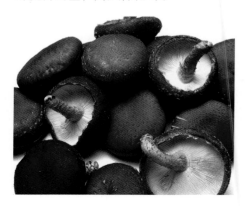

☑ 少吃油炸食品

食物中的蛋白质、脂肪等成分经食用油高温炸制后，会产生一种叫作苯并芘的物质。苯并芘属于一级致癌物，与臭名昭著的二恶英、尼古丁齐名，致肝癌、肠癌、胃癌等风险很大。另外，所用油经多次重复煎炸，也会产生致癌物。

常见油炸食品如炸油条、炸鸡排、炸鸡翅、炸薯条、炸臭豆腐等。

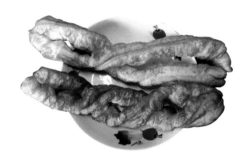

☑ 少吃腌制食物

腌制食物包括咸菜、泡菜、咸鱼、咸蛋、咸肉、大酱等，长期食用易诱发人体细胞癌变。蔬菜在用盐腌制过程中，产生大量的亚硝酸盐，进入胃以后可转化为强致癌物亚硝胺。亚硝胺大量累积摄入，可诱发食管癌、胃癌、肝癌和大肠癌，而且还会导致男性阳痿、早衰以及心脑血管疾病。咸鱼、咸肉也是如此。

韩国人胃癌发生率占世界首位，这与韩国人嗜食泡菜、大酱等有直接关系。

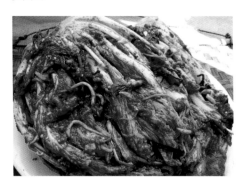

☑ 少吃熏烤食物

熏肉、熏肠、烤肉、烤羊肉串等用木炭熏烤而成的食物，吃起来香而不腻。但熏烤食物"毒"性十足，食物中的脂肪、蛋白质、淀粉等成分在熏烤中燃烧不全，加上木炭灰烟污染，会产生大量的3，4-苯并芘、亚硝胺等强致癌物，它们随食物进入人体累积到一定的量，会诱发胃癌、肠癌、肺癌等恶性肿瘤。熏烤的温度越高，3，4-苯并芘产生得也就越多，对人体的毒性也就越大。

建议每月至多吃1次烧烤，每次食用量不超过50克。

吃饭习惯：细节决定防癌效率

❌ 吃太烫的食物

食管腔黏膜上皮又薄又软，直接同过烫的食物接触，极容易被"烫伤"，出现破损、溃烂、出血等问题。黏膜上皮有增生和修复的功能，会通过细胞分裂来迅速修复受损的部位。如果烫伤经常发生，黏膜上皮反复修复、增生，极可能出现细胞癌变，发生食管癌。同样的道理，烫食也致贲门癌高发。

太烫的食物如刚出锅的粥、热汤、火锅、刚炸出来的油条等。

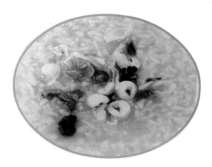

❌ 吃东西太快

许多人吃东西速度快，嚼两口就咽下去。事实上，这对身体健康十分不利。一是粗糙的食物下咽，容易摩擦刺激食管等消化道的黏膜层，产生慢性炎症。另外，食物不细嚼体积较大，无疑会增强对食管和贲门的机械性刺激，时间长了，必会引起消化道损伤甚至癌变。

最后，吃饭快的人通常比吃饭慢的人吃得多，摄入的热量多，易发生肥胖。而肥胖恰恰是癌变的诱因之一，令人患癌概率提高20%～30%。

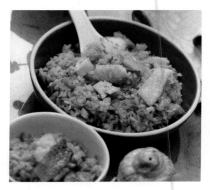

❌ 吃饭过饱

《黄帝内经》说："饮食自倍，肠胃乃伤。"即人吃得太饱会损伤肠胃。

日本专家观察数十名男性饮食习惯，发现每顿都吃得很饱的人，其胃黏膜细胞会发生变异，失去活动能力，结果就是胃癌发病率增加。

❌ 常吃夜宵

人体的胃黏膜上皮细胞寿命很短，平均每两三天就要修复一次，而修复一般是在夜间胃肠道休息时进行。常吃夜宵，胃肠道不能很好地休息，修复自然无法顺利进行。另外，食物过多时间滞留胃中，胃会大量分泌胃液。胃液是盐酸样液体，腐蚀、破坏胃黏膜，造成胃糜烂和胃溃疡，而这些胃病是胃癌的重要诱因。

✖ 不吃早餐

年轻的上班族往往不吃早餐就出门，殊不知，这种坏习惯易导致胆结石和胆囊癌。长达8小时的睡眠，胆囊中潴留了大量的胆汁，如果能及时就餐，喝点牛奶、吃个包子，都能帮助胆汁排出，不容易形成结石。反之，不吃早餐，胆汁就会积聚在胆囊中形成结石，造成胆囊代谢紊乱，易诱发胆囊癌。所以，一顿丰盛的早餐不可少，何况它还让人精神百倍地工作呢！

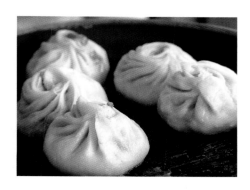

✖ 口对口喂饭

一些父母喜欢将自己嚼过的食物喂给小宝宝吃，一些热恋中的情侣也会口对口喂饭，这样的吃饭方式容易传染细菌、病毒给对方。譬如，幽门螺旋杆菌、乙肝病毒均可通过口对口喂饭传染，前一种细菌可致胃炎、胃溃疡、胃癌等胃部疾患，乙肝病毒则可致肝炎、肝硬化，肝硬化可转变为肝癌。

✖ 经常在外面吃饭

常在外面吃饭应酬，增加患癌风险。一方面是吃饭时间不定，时间久了，损伤脾胃功能，进入一种"癌症状"；另一方面餐馆烹制的食物多为高温、多油、多盐，或加入过多的着色剂，比起自家制作的食物含有更多的致癌成分。

✔ 一日三餐按时吃饭

人应养成规律进餐的习惯，按时按量。一日三餐按时吃饭，可以避免胃炎、消化性溃疡等疾病，避免胃炎诱发癌症。另外，经常饥不进食，还会引发低血糖，甚至昏迷、休克。

✔ 每口饭至少嚼 20 下

应养成细嚼慢咽的吃饭习惯，每口饭至少咀嚼20下。

细细咀嚼食物过程中，唾液分泌量增加，唾液中的消化酶可以助消化，保护胃黏膜少受磨损，并能有效地分解食物中的某些致癌成分，成为第一道防癌屏障。

另外，细嚼慢咽可以促进肠道的营养吸收。实验发现，同一种食物，细嚼的人会比粗嚼的人多吸收13%蛋白质、12%脂肪、43%纤维素。

特别是老年人，牙齿稀松，消化功能逐渐减退，各种消化液分泌减少，肠道蠕动减弱，更应细嚼慢咽。

喝水补水：这是门防癌大学问

❌ 喝污染水

饮用污染水，可导致肝癌、肺癌、膀胱癌、白血病等多种癌症。水污染主要有四种途径：一是含重金属等有害物质的工业废水、固体物未经任何处理，直接排入河道或地下水；二是农药使用，致水污染；三是庄稼种植时施用大量的化肥，化肥成分渗入地下；四是所生活地区的地下水含砷等重金属原本就超标。

孟加拉国是全世界地下水天然含砷量最高的国家，7000万人受"砷水"困扰，致使孟加拉人皮肤癌、肺癌、膀胱癌等癌症高发，而且生育畸形多见。

另外，污染水种植出来的粮食也不能食用。

❌ 喝太烫的水

滚烫的水入口，会"烫坏"口腔至胃贲门的黏膜层，引发口腔黏膜炎、食管炎等，时间久了，极可能发生癌变。

建议饮用热水的温度控制在56℃～60℃为佳。当饮水温度稳定在65℃～69℃时，消化道患癌的概率将翻倍；达到70℃，则上升至8倍。我国广东是食管癌、贲门癌、口腔癌的高发区，与当地人喝功夫茶的传统有关——功夫茶讲究现冲现泡，趁热喝。

❌ 用一次性纸杯喝水

一次性纸杯为防漏水，多会在纸杯内壁涂一层聚乙烯膜，这层膜接触到高温热水，会氧化成一种羰基化合物，长期摄入对人体存在危害。更为严重的是，一些厂家为了使纸杯看上去更白，更具"卖相"，在生产过程中加入了荧光增白剂，该种荧光物质一旦进入人体，就会成为细胞癌变的催化剂。

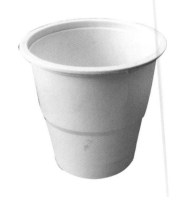

❌ 常喝千滚水

千滚水是指反复煮沸的水。千滚水中含钙、镁等重金属成分和亚硝酸盐很高，长期饮用可令人胃肠功能紊乱，出现腹泻、腹胀等不适。尤其是亚硝酸盐成分，是一种强致癌物，可致胃、肝、肾、膀胱等器官患癌。

❌ 一味地喝矿泉水

矿泉水出厂前，一般都选用臭氧消毒，臭氧消毒会产生一种毒副产品——溴酸盐。溴酸盐在国际上属于"2B级"潜在致癌物，我国规定其含量最高不得超过0.01毫克/升。近年不断爆出一些知名水企业生产的矿泉水被检测出含有高浓度的溴酸盐，给人体健康带来威胁。因此，矿泉水不能作为主要的饮用水。

❌ 以碳酸饮料补水

碳酸饮料即汽水，是充入二氧化碳气体的软饮料。特别是年轻人，喜欢把碳酸饮料当水来喝，而相关研究显示，这会增加食管癌的发病率。许多饮料都用苯甲酸来防腐，而苯甲酸中的苯很容易释放出来，苯是重要的致癌物。

致癌问题只是碳酸饮料潜在危害之一，它通常含有合成色素、香精、磷酸盐等毫无营养价值的成分，且热量非常高，每天喝1瓶以上可乐可令糖尿病发生率增加80%，并造成骨质疏松、免疫力低下等诸多麻烦。

✅ 每天应喝足量水

水是人体内含量最多的物质，占成年人体重的60%～70%，血液中大部分都是水分，肌肉、肺、大脑等组织和器官中的水也占很大比例。水的生理功能至关重要，负责将矿物质、葡萄糖、氨基酸等营养物质运送到细胞内，同时将细胞中的代谢废物、毒素运走，经尿液、汗液等途径排出体外。人长期饮水不足，易衰老，患各种各样的疾病，癌症亦在其中。

成人每天饮水量应在1500～2000毫升之间，运动、夏季时排汗增多，适量多饮。当然，喝水太多会给肾脏等器官增加负担，也不利于健康。

✅ 白开水是最佳选择

白开水是最符合人体需要的饮用水，它能轻松穿透细胞膜进入细胞，促进人体的新陈代谢；能增加血液中的血红蛋白含量，增强机体免疫功能，提高人体抗病能力。

✅ 成年人适量饮茶

茶水是一种保健饮料，富含茶氨酸，可大幅提高人体抵御病菌的能力；所含的茶多酚等成分具有较强的抗癌功效，可以预防结肠癌、肝癌、乳腺癌及前列腺癌等。研究显示：每天喝4杯绿茶，患癌风险降低40%。

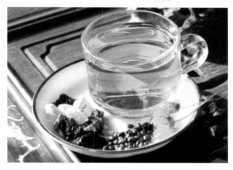

食物烹饪：方法科学是硬道理

✅ 食材烹饪前清洗除毒素

食材，特别是蔬菜、水果两类，可能残留农药，甚至残留量超标，故烹饪前一定要认真清洗。农药含有砷化合物、苯、二恶基等不同的致癌成分，当它们在人体内蓄积达到一定量时，常诱发白血病、骨髓瘤、淋巴癌、睾丸癌等恶性肿瘤。

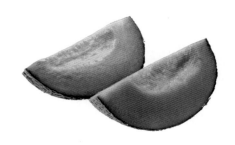

◐ 低温烹调

采用蒸、煮、汆等烹饪技法，温度多在100℃左右，食物可最大程度地保留营养素，有益健康。煎、炸、烤食物时，温度多在200℃～300℃，高温不仅破坏食物所含的维生素，还可致食物中的蛋白质、脂肪和碳水化合物变性，产生杂环胺类、苯并芘类致癌物。另外，糖尿病、心血管疾病、肾病等与经常食用高温烹饪的食物也有因果关系。

即便是煎炸食物，最好用中火加热，油温控制在200℃以下，煎炸时间别超过2分钟。

✅ 炒菜时打开抽油烟机、窗户

炒菜过程中会产生大量的油烟，油烟中含有3，4-苯并比等致癌物，长期吸入令肺癌高发。统计表明，长期在厨房里做饭接触高温油烟的人，患肺癌的风险是常人的2～3倍，如果厨房不通风，致癌风险更高。因此，炒菜时应提前打开抽油烟机、窗户让空气流通，炒完菜也不要立即关闭抽油烟机，而是继续让它工作几分钟。

❌ 用不粘锅高温烹饪

不粘锅表面是一种以聚四氟乙烯为主要成分的涂层，厚度只有0.2毫米，低温烹调时该涂层较稳定。当煎炸食物时，锅内温度多超过250℃，不粘涂层会变得不稳定，易产生致癌物质。特别是用金属铲翻炒时，涂层剥落概率更大。

最好使用传统的铁锅，既安全健康，还能补铁防贫血。

❌ 带着保鲜膜加热食品

一些保鲜膜中含有增塑剂等致癌物质，放入微波炉、蒸笼、电饭锅中加热时，增塑剂等受热加速挥发，导致食物污染。增塑剂之毒对人体健康危害甚大，可致新生儿先天缺陷、妇女乳腺癌高发。研究显示，常吃被增塑剂污染的食物的女性，乳腺癌发病率增至3～4倍。

❌ 食用油放在炉灶旁

炉灶四周在烹饪时温度较高，油脂长时间受热，发生分解变质，与空气中的氧结合后产生醛、酮和其他有毒物质。人摄入变质的油脂，胃肠易出现炎症，免疫力下降。另外，食用油受高温影响，所含的维生素A、D、E等营养素均被氧化，营养大大降低。因此，食用油在烹饪时远离炉灶。

❌ 大量放盐调味

盐为百味之首，烹调菜肴多放盐才好吃。摄入盐分过多给人体健康带来诸多威胁，如促进动脉硬化、血压升高；易患感冒，因为盐浓度高时会抑制呼吸道细胞的活性；加快骨骼中钙的流失，患骨质疏松症。另外，胃中盐分过高还会破坏胃黏膜组织，诱发胃癌。

建议每天摄入食盐量不超过6克。同时，还要考虑到味精、酱油等调味品添加量，因为它们属于隐形盐。

❌ 过量使用虾油、蚝油等发酵类调味品

烹调时过量使用虾油（鱼露）、蚝油、虾酱等动物发酵类调味品，致癌概率非常高。这类调味品致癌原因有二：一是高盐腌制、发酵工序中产生大量的亚硝胺等致癌物；二是经过比较长时间的发酵霉变，白地霉、串珠镰孢霉、黄曲霉素等菌种大量滋生，它们直接或间接地诱发细胞突变。福州市胃癌发病率位居全国首位，原因就是福州人酷爱吃虾油，每年每人摄入量达10千克或更多。而研究证明，凡是喜爱吃虾油的地区，都为食管癌和胃癌等消化道肿瘤的高发区。

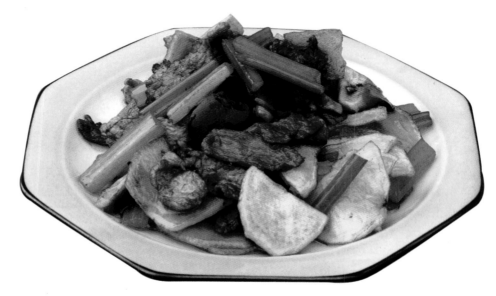

餐具选用：碗碟盆盏藏致癌隐忧

✖ 慎用彩釉陶瓷餐具

彩釉陶瓷烧制的原料为泥料、釉料和绘料，绘料即颜色料，多为化工料，含铅、汞、镭等重金属，属于有毒有害物质。烧制成的餐具使用不当，釉面刮伤后，重金属会渗出，对人体存在致癌危险。彩釉陶瓷分为釉上彩、釉中彩和釉下彩，釉上彩的有毒物质最易渗出。

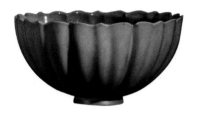

✖ 长期使用塑料餐具

塑料餐具表面有一层保护膜，该膜被硬物划伤后，便会成为危险餐具：塑料中含有氯乙烯，是一种致癌物；餐具表面的彩色图案中含有铅、镉等重金属，长期使用可诱发细胞癌变。因此，尽量不选用塑料餐具，即使使用，也要选择无彩色图案、表面光洁的种类，并且要达到国家安全标准。

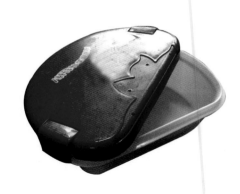

✖ 让宝宝用仿瓷餐具

许多妈妈给宝宝使用仿瓷餐具，因为仿瓷餐轻便，颜色漂亮，不易摔碎。仿瓷餐具的材质主要是三聚氰胺和甲醛树脂的聚合，当盛放热粥热饭时极可能分解，导致餐具中的甲醛成分逸出。甲醛是一种公认的致癌物质，威胁儿童健康。

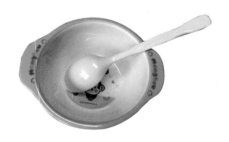

✖ 用一次性餐具进餐

许多一次性筷子为了降低成本，会使用劣质木材，用硫黄熏蒸漂白。用这种筷子进餐，有害物质二氧化硫随食物进入人体，侵蚀呼吸道黏膜。有媒体报道，将一次性筷子在水杯里涮一涮，结果水变成黄色。

一次性发泡塑料饭盒材质为聚苯乙烯，放入超过70℃的热食，就会变形并释放出有毒的苯乙烯单体，随食物进入人体，损害肝肾功能。

一次性吸管等餐具也不安全，而且吸管的颜色越艳丽，所含对人体有害的物质就越多。

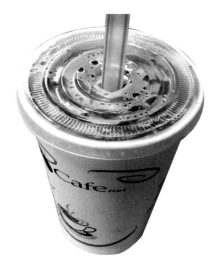

❌ 用洗洁精清洗餐具

洗洁精的主要去污成分是从石油中提炼出来的，还加入了泡沫剂、增溶剂、香精、色素、防腐剂等化学成分。用洗洁精清洗盘碗完毕，即使用清水冲洗20遍，餐具上仍会有化学成分残留。下次吃饭时，这些化学残留会随食物进入人体，干扰人体代谢，致细胞突变、癌变。

✓ 家用木筷定期更换

家里大都使用木筷，木筷使用久了，表面会滋生许多细菌，如黄色葡萄菌、幽门螺旋杆菌、黄曲霉素等，极易诱发急性胃肠炎、肝炎、痢疾等。黄曲霉素菌则是强致癌物，肝癌与它有直接关系。

建议每半年更换1次新木筷，筷子定期用沸水煮5～10分钟消毒。

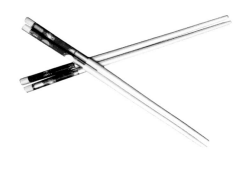

食品添加剂：对它们说"不"

⊗ 反式脂肪酸

食品添加剂之一，类似饱和脂肪酸，除了增加热量外，对人体几乎没有任何益处。摄入该添加剂，血液中低密度脂蛋白胆固醇含量增加，血液黏稠，患血栓、冠心病的危险大幅提高。一些食品专家认为，反式脂肪酸还能诱发肿瘤、哮喘、II型糖尿病、过敏等病症。

代表食物：汉堡包、薯条、饼干、珍珠奶茶、方便面、薄脆饼、麻花、巧克力、奶油蛋糕、奶油面包、冰淇淋等。

⊗ 亚硝酸钠

亚硝酸盐的一种，属于食品添加剂，起保鲜、防腐的作用，广泛用于肉制食品中。其危害也显而易见，可诱发多种癌症，过量使用则可致人死亡。至今仍未发现亚硝酸钠的替代品，世界各国都在使用。

代表食物：灌肠、午餐肉、腌肉、腌鱼等。

⊗ 食用色素

又名着色剂，使食物在一定程度上改变原有颜色的食品添加剂，如诱惑红、胭脂红、柠檬黄、日落黄等。几乎所有的合成色素不能向人体

提供营养物质，过量使用反而会危害健康，导致成人生育力下降，儿童智力低下，并具有一定的致癌性。如苋菜红，动物长期实验表明致癌率高达22%。

代表食物：果汁、碳酸饮料、糖果、山楂制品、果冻、糕点等。

⊗ 人工甜味剂

安赛蜜、阿斯巴甜以及糖精等，都属于人工甜味剂，比蔗糖甜上百倍，只是增加食品的甜味，改善口感，没有营养，无热量。国家对甜味剂的使用有严格的规定，人如果经常食用含人工甜味剂超标的食品，肝脏、神经系统将受损，对老人、孕妇、儿童的危害更为严重。动物实验表明，安赛蜜可致癌，阿斯巴甜、糖精也具有致癌倾向。

代表食物：口香糖、薄荷糖、蜜饯、糕点、果酱等。

⊗ 溴酸钾

做面包加工时使用的改良剂之一，缩短面团发酵时间，令烘烤后的面包更加膨松。2005年，我国禁止使用溴酸钾，原因是它能够引起呕吐、腹泻，导致高铁血红蛋白血症和肾癌。但一些面点加工作坊至今仍在使用溴酸钾，只因它的价格更便宜。使

用溴酸钾的面包具有个头大、韧性大、分量轻的特点，一定要小心。

代表食物：面包。

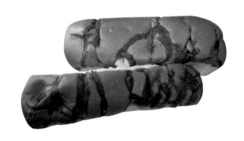

⊗ 苏丹红

一种人工化学色素，属于工业用品，用于机油、蜡和鞋油等产品染色，严禁添加到食品中。近几年，市面上销售的咸鸭蛋中多次检测出含苏丹红；外国洋快餐鸡腿堡、辣鸡翅、爆鸡米花等食物也曾爆出含苏丹红。苏丹红具有致人的肝细胞DNA突变性，诱发癌症。

代表食物：咸鸭蛋。

⊗ 瘦肉精

瘦肉精是一种兴奋剂，而非食品添加剂，但利欲熏心的人却将它添加至动物饲料中，喂食动物，以使动物肉质中的瘦肉更多，更具"卖相"。人食用含瘦肉精的猪肝0.25千克以上时，可出现心慌、战栗、头疼、恶心、呕吐等诸种不适，患高血压、心脏病的人所受到的危害更大，严重的可导致死亡。瘦肉精也可致癌。

代表食物：猪肉、羊肉等。

⊗ 化肥

一些小作坊在生发豆芽时，使用尿素等化肥稀释液浸泡豆子，以提高豆芽产量。人体食用化肥催发的豆芽可致癌。化肥涨发的毒豆芽具有以下特点：无根、少根或烂根；芽杆粗壮；色泽灰白；豆芽折断后，断面有水分冒出；闻起来有化肥的异味。

代表食物：豆芽。

⊗ 水发剂

水发剂是一种有毒的化学物质，经常被一些不法商贩用来浸泡海产干品、动物肚脏等。水发剂具有超强的腐蚀性，手接触到它会蜕皮、发白，用它泡发后的食物一旦被人食用，对健康危害有多大可想而知。水发剂泡过的产品一般颜色较正常水发的颜色更鲜艳，肉质更显肥厚。

代表食物：海参、鱿鱼、墨鱼、牛肚、牛筋等。

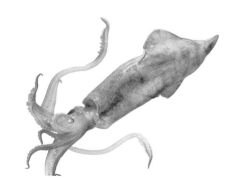

食物存放：防癌保鲜窍门应掌握

✅ 谷粮、坚果防发霉

谷粮、坚果等存放不当容易发霉，产生黄曲霉素。黄曲霉素非常"顽固"，难以清洗掉，用300℃的高温蒸煮也难以完全破坏它的毒性，随食物进入人体最易诱发原发性肝癌。医学实验表明，用霉变的花生喂养鸡1个月，就会引起鸡的肝脏癌变。我国南方广东等地肝癌较北方高发，很重要的一个原因是该地区多梅雨天气，主粮大米易发霉。

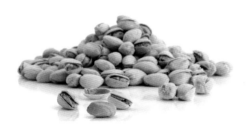

✅ 果蔬须保鲜

蔬菜，特别是绿叶蔬菜容易发生氧化，原本新鲜的叶子发黄、变蔫，产生亚硝酸盐。亚硝酸盐进入胃，在胃酸作用下，与胃内的胺类物质生成强致癌物——亚硝胺，继而诱发食管癌、胃癌、肝癌和大肠癌等恶性肿瘤。

蔬菜不保鲜还会造成维生素等营养成分白白地流失，而这些营养成分恰恰具有防癌抗癌功能。例如，蔬菜贮藏2~3天后，叶酸损失50%~70%，而人体摄取叶酸不足时，肺癌、胃癌、宫颈癌将高发。

因此，蔬菜不要存放太长时间，哪怕是放在冰箱中，腐烂的蔬菜应及时丢掉，忌食。

✅ 夏季煮出的食物立即吃

夏季气温高，煮熟的食物在常温下极易滋生细菌、变质，人再食用可导致中毒、胃肠等器官疾患，久而久之为癌症病变提供可能。一般情况下，煮好的食物最好立即食用，常温下存放不要超过4~5小时。

❌ 用超薄塑料袋盛放高温食物

用超薄塑料袋盛放刚出锅的油条、烧饼、煎饼等，拎着回家就餐或直接入口，这是许多人的生活方式。殊不知，超薄型塑料袋在加工时，为了增加塑料袋的承重能力需添加增塑剂，这种东西遇热、遇油脂会散逸出来，随食物进入人体，损害肝脏、肾脏等器官，并诱发细胞癌变。

彩色塑料袋大多是用回收塑料制成的，有害成分更多，装熟食也不可取。

✗ 所有食物放入冰箱

冰箱为蔬菜、水果、肉类保鲜带来极大便利，但冰箱不是万能的。例如，香蕉放入冰箱冷藏，会迅速发黑腐烂；番茄冷藏后，肉质呈水泡状，表面出现黑斑，严重的则酸败腐烂；巧克力经冰箱冷藏后取出，会在表面结出一层白霜，继而发霉变质，失去原味；荔枝、火腿等也不适宜放冰箱贮存。

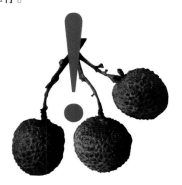

✗ 仅靠嗅觉判断食物是否过期

食物是否变质，还能吃吗？很多人会用鼻子闻一下，如果没有异味，就认为可以吃。请记住，单凭嗅觉不能正确判断食物是否已经变质。如被一些细菌污染过的食物，其色香味不会出现什么变化。因此，判断食物是否变质，应从以下四点入手：

一查包装上的生产日期标签；

二闻食物的味道，是否有异味；

三看食物外观，是否有变色、发霉等异样；

四靠手感，如食物是否发黏。

总之，变质的食物应扔掉，忌继续食用。

冰箱使用注意事项

1.热的食物不能放入工作中的冰箱。

2.勿将食物填满冰箱内部空间，应留有空隙，以利于冷空气对流，减轻冰箱机组负荷，节省电量。

3.生熟食应分开放置，防止食物之间相互污染。

4.鲜鱼、鲜肉先用塑料袋封装，再入冷冻室贮藏。

5.蔬菜、水果应先擦干表面水分，再放入冷藏室。

6.瓶装液体饮料不要冷冻，以免冻裂包装瓶。

7.存放食物的冰箱不要保存化学药品。

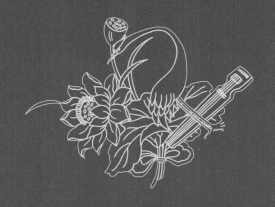

小专题：肥胖是癌症的推手

肥胖导致更多人患糖尿病、心血管疾病的同时，也令癌症多发。

当体重超重或肥胖时，胃癌、肝癌、大肠癌、胆囊癌、肾癌、甲状腺癌、宫颈癌、乳腺癌、白血病等10多种肿瘤的发病率均呈上升趋势。研究数据显示：在正常体重基础上，男性每增加15千克体重，患食管癌的概率增加52%，大肠癌和肾癌增加24%；女性体重每增加13千克，子宫内膜癌、胆囊癌的发病率增加24%，患食管癌的概率增加51%。

体重指数（BMI）＝体重（千克）／身高的平方（米²）

BMI性别	过轻	理想	超重	肥胖	超级肥胖
男性	低于20	20～25	25～30	30～35	高于35
女性	低于19	19～24	24～29	29～34	高于34

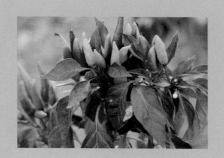

PART 3
防癌：这些食物助你构建癌症防线

　　饮食因素是癌症发生的重要因素，但同时很多的食物又具有防癌、抗癌的作用，这就是哲学中的对立统一。

　　哪些食物能防癌？食物为什么能防癌？怎么吃防癌更高效？本章将为你揭开答案。

日常生活饮食防癌
速查手册

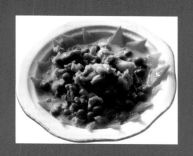

第一章
食物抗癌的力量来自营养成分

食物包含7大营养素，分别是蛋白质、脂肪、碳水化合物、维生素、矿物质、水及膳食纤维，每一种营养素都有它的"一技之长"，联合作用来维持人生命的正常运转，缺一不可。在防癌方面，以下几种营养素均发挥着重要作用。

蛋白质

　　人体从皮肤、肌肉、骨骼到血液、神经、内脏，皆由蛋白质构成。蛋白质是生命的物质基础，参与机体的各种代谢过程，提供能量，保证身体的生长、发育。蛋白质的组成单位是氨基酸，人体内组成蛋白质的氨基酸有22种之多，分为必需与非必需两大类。

◆ **防癌功能**

　　蛋白质起着更新和修补组织及细胞的作用，提高人体免疫力，抑制细胞癌变与生长。

　　蛋白质摄入不足时，患食管癌、胃癌及肝癌的危险性将增加。

◆ **每日需求量**

　　一天蛋白质需求量（克）=（身高 - 105）×1.0

◆ **缺乏表现**

　　消瘦、贫血、无神、视力差等，未成年人则会影响生长发育。

◆ **食物来源**

　　肉类：牛肉、羊肉、猪肉、鸡肉、鸭肉等。

　　其他：鱼、虾、鸡蛋、鸭蛋、牛奶、黄豆、黑豆、豆腐等。

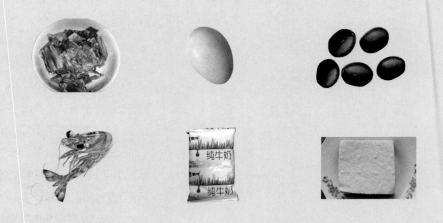

◆ **警示**

　　蛋白质摄入超过身体需求量的2~3倍时，反而会促乳腺癌、胰腺癌、大肠癌等肿瘤高发。

膳食纤维

　　膳食纤维广泛存在于水果、蔬菜、五谷杂粮中，种类有数百种之多，如纤维素、半纤维素、木质素、树胶、果胶、藻类多糖等，它们可以划分为两大类：可溶性和不可溶性。

　　膳食纤维在人体肠道经过发酵作用后，绝大多数不被消化利用，也不供给热能，但却是人体不可缺少的重要营养素，有"第七营养素"之誉。

◆ **防癌表现**

　　减少胃、肠排空时间，缩短致癌物和肠组织接触的过程，抑制肠道内有害菌群的数量，预防大肠癌最显著。

◆ **每日需求量**

　　成年人10～30克/天。

◆ **缺乏表现**

　　易患胃肠道疾病，如便秘。

◆ **食物来源**

　　粮食：糙米、小麦、玉米、黄豆、蚕豆等。

　　蔬菜：韭菜、菠菜、土豆、萝卜、黄瓜等。

　　水果：苹果、梨、杏、山楂、杨梅、香蕉等。

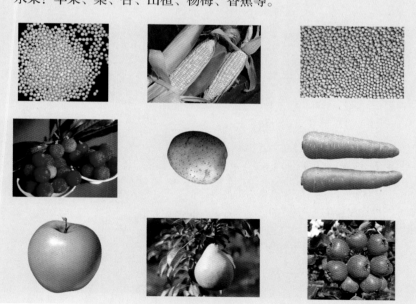

维生素

维生素又称维他命，是维持人体生理功能所必需的营养素，起到调节新陈代谢、生长、发育的作用。食物中所发现的维生素共有60多种，通常按其溶解性质分为脂溶性和水溶性两大类。

人体每天所需维生素量很小，但却不可或缺。长期缺乏某种维生素会引起生理机能障碍而致病，甚至患癌。某些维生素具有防癌抗癌的功能。

维生素A

又名视黄醇，脂溶性维生素之一，主要存在于动物肝脏、眼睛、血液中，是构成视觉细胞中感受弱光的视紫红质的组成成分。

◆ **防癌功能**

促进上皮细胞的正常成熟，让变异细胞逆转为正常细胞；阻断致癌物同细胞DNA的结合，修复DNA的损伤；抑制癌细胞增殖，杀伤癌细胞。预防皮肤癌、前列腺癌、消化道肿瘤等。

◆ **每日需求量**

成年男性800微克/天；成年女性700微克/天。

◆ **缺乏表现**

眼睛暗适应能力下降，出现夜盲症、干眼病；皮肤干燥，头发干枯；易患呼吸道感染；记忆力减退，易失眠。

◆ **食物来源**

动物肝、鱼肝油、蛋类、胡萝卜、菠菜、韭菜、番茄、辣椒、南瓜等。

维生素D

一种脂溶性维生素，具有抗佝偻病作用，又名抗佝偻病维生素。部分存在于天然食物中，人晒太阳后，体内的胆固醇能转化为维生素D。

◆ **防癌功能**

作用于肠道，帮助肠道排除有毒酸性物质的刺激，阻止细胞癌变。防直肠癌效果明显。

◆ **每日需求量**

成年人5微克/天；孕妇及哺乳期女性10微克/天。

◆ **缺乏表现**

小儿易患佝偻病，出现鸡胸、漏斗胸、O型腿、X型腿等。

◆ **食物来源**

鱼肝油、鱼子、蛋黄、奶类、菌菇类等。

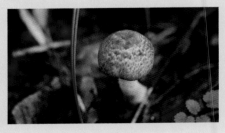

维生素E

一种脂溶性维生素，能促进性激素分泌，提高男子精子活力和女性生育能力，防流产，故又名生育酚。

◆ **防癌功能**

促进免疫细胞增殖，杀伤人体内变异的细胞；干扰癌细胞的生长，缩小癌肿；起抗氧化作用，阻止化学致癌物对细胞氧化。缺乏维生素E，易患皮肤癌。

◆ **每日需求量**

成年人10毫克/天；孕妇、哺乳期女性12毫克/天。

◆ **缺乏表现**

皮肤粗糙干燥、少光泽、易脱屑；头发分叉；生育能力低下，甚至不孕，男性易患前列腺肥大；小儿易出现溶血性贫血。

◆ **食物来源**

各种食用植物油、肉类、蛋类、奶类、果蔬、坚果等。

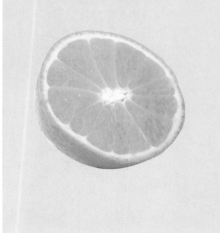

维生素C

水溶性维生素之一，治坏血病的良药，故又名抗坏血酸。人体自身不能合成，每天必须从食物中获取。

◆ **防癌功能**

增强免疫力，对抗传染病毒的入侵；清除人体内自由基，自由基与细胞的衰老与恶变密切相关；阻断人体内致癌物亚硝胺的产生；增强细胞间质黏着性，阻止癌细胞的浸润和转移。预防胃癌、食管癌等诸多肿瘤。

◆ **每日需求量**

成年人100毫克/天；小儿40～45毫克/天。

◆ **缺乏表现**

面色苍白，倦怠无力；食欲减退，或出现呕吐、腹泻等消化系统障碍；情绪抑郁、易怒等失控表现；机体免疫力下降，易生病；容易出血，如皮下出血、牙龈出血、鼻衄等。

◆ **食物来源**

草莓、柿子、红枣、橘子、柠檬、菠萝、苹果、葡萄、猕猴桃、青椒、菜花、番茄、蒜苗、苦瓜等。

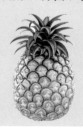

维生素B₂

B族维生素之一，又名核黄素，作为辅酶促进机体代谢，是形成人体组织、器官的必需物质。它在人体内无法储存，需每天从食物中补充。

◆ **防癌功能**

预防和消除各种消化道溃疡、息肉以及肝硬化，而这些病变能诱发细胞癌变；助人体分解某些致癌物质，如分解诱发膀胱癌的色胺酸代谢物。预防消化系统肿瘤、宫颈癌、膀胱癌、乳头瘤等。

◆ **每日需求量**

成年男性1.4～1.7毫克/天；成年女性1.2～1.3毫克/天。

◆ **缺乏表现**

易出现口腔症状，如唇干裂、口角炎、舌炎等；眼部不适，自觉怕光、流泪、烧灼感，或角膜充血；皮肤出油，皮屑增多；睡眠差，精神倦怠等。

◆ **食物来源**

动物肝脏、鸡蛋、螃蟹、乳酪、杏仁、菠菜、荠菜等。

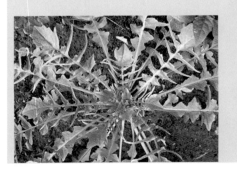

维生素B₆

一种水溶性维生素，不耐高温。它参与人体脂肪和糖类的代谢，尤其和氨基酸的代谢关系密切。

◆ **防癌功能**

提高机体免疫力，杀伤癌细胞；参与体内色氨酸代谢物的分解，而色氨酸代谢物是一种致癌物质，可诱发膀胱癌。

◆ **每日摄取量**

成年男性2.0毫克/天；成年女性1.6毫克/天；小儿0.3～0.6毫克/天。

◆ **缺乏表现**

食欲不振、腹泻、呕吐；贫血；易患皮炎、口角炎、尿道炎等；毛发稀黄。

◆ **食物来源**

小麦、糙米、黄豆、花生、核桃、牛肉、鸡肉、鱼类、土豆等。

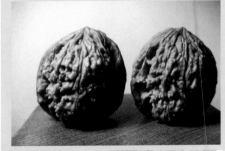

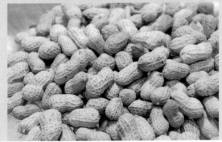

叶酸

最初是从菠菜叶中提取纯化的，故名叶酸，又名维生素B₉。有促进骨髓中幼细胞成熟的作用。

◆ **防癌功能**

抑制癌细胞的基因表达，促癌细胞凋亡；有助于胃部炎症的治疗，减少炎症部位细胞癌变的可能性。预防肺癌、胃癌、宫颈癌等。

◆ **每日需求量**

成年人400微克/天；孕妇至少800微克/天。

◆ **缺乏表现**

引起贫血；出现食欲减退、腹胀、腹泻及舌炎；有手足麻木、感觉障碍、乏力等症状；孕妇叶酸摄入不足，则影响胎儿发育，严重者致胎儿畸形。

◆ **食物来源**

全麦面粉、豆类、蛋黄、胡萝卜、南瓜、杏、深绿叶蔬菜等。

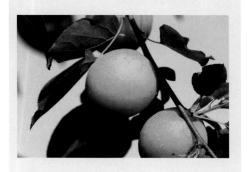

β–胡萝卜素

一种呈深橘红色的维生素，具有抗氧化、消除自由基、降低血脂等作用，维持心脑血管健康的作用突出。进入人体后可转化成维生素A，故又名维生素A原。

◆ **防癌功能**

激发免疫细胞杀灭癌细胞。预防肺癌、鼻咽癌、胃癌、肠癌及皮肤癌等。

◆ **每日摄取量**

成年人6毫克/天。

◆ **缺乏表现**

眼部不适，易患夜盲症、干眼症及近视等；失眠，浑身无力；呼吸、泌尿生殖系统感染的概率增加。

◆ **食物来源**

胡萝卜、西兰花、菠菜、红薯、芒果、哈密瓜、杏等。

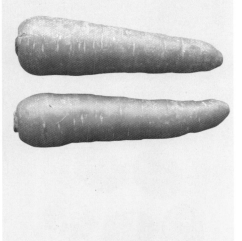

矿物质

矿物质又称无机盐，是人体内无机物的总称，共有50多种，包括钙、磷、钾、钠、铁、锌、铜、锰、硒、碘等。矿物质是构成人体组织、维持正常生理功能的主要元素，缺一不可。适量摄入一些矿物质，具有防癌抗癌的作用。举例如下：

锌

锌参与人体内本酶的合成，脑、生殖器官的发育，与味蕾的生长、蛋白质的合成和人体免疫功能密切相关。

◆ 防癌功能

刺激胸腺系统，T淋巴细胞增殖，提高杀伤癌细胞的能力。有助于防胃癌、食管癌、前列腺癌等。

◆ 每日摄取量

成年人15毫克/天。

◆ 缺乏表现

皮肤粗糙、干燥，上皮角化；味觉迟钝，食欲减退；性功能降低，性冷淡等。

◆ 食物来源

动物肝脏、禽肉、牡蛎、虾皮、蛋黄、蘑菇、豆类、海带、紫菜、坚果等。

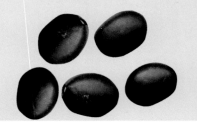

硒

遍布人体各组织器官和体液中，参与维生素、蛋白质的吸收，调节人体免疫力，增强生殖能力等。

◆ 防癌功能

提高人体免疫功能，抗氧化，抑制细胞癌变；加快重金属等致癌物的代谢，抑制癌细胞增殖；减轻癌症病人放化疗不适。预防食管癌、胃癌、肝癌、前列腺癌等。

◆ 每日摄取量

成年人40～240微克/天。

◆ 缺乏表现

出现脱发、脱甲，或表现为白化病、牙齿损伤等。

◆ 食物来源

黄豆、芸豆、芝麻、杏仁、南瓜子、猪肾、鸭肝、鱼类、虾皮、鸡蛋、茴香、大蒜、胡萝卜等。

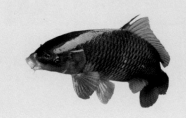

钙

骨骼和牙齿的重要组成部分，还有维持神经与肌肉活动，促进体内酶的活性、激素分泌等功能。

◆ **防癌功能**

调节大肠黏膜细胞的异常增生，减少癌变；降低胆汁酸产量，高胆汁酸是结肠癌诱因之一。有助于防肠癌等肿瘤。

◆ **每日摄取量**

成年人800毫克/天。

◆ **缺乏表现**

抽筋，腰酸背痛，关节疼；睡眠质量差，易惊醒。

◆ **食物来源**

豆制品、奶及奶制品、海鱼、虾、海带、紫菜、鸡蛋、黄花菜、白萝卜等。

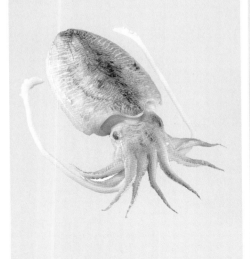

碘

人体内2/3的碘存在于甲状腺中。碘与毛发、指甲、皮肤、牙齿的健康息息相关，能促进脂肪代谢，减轻体重。

◆ **防癌功能**

缺碘可引起甲状腺肿大，这种病易转化为甲状腺癌。碘不足还与女性乳腺癌、子宫内膜癌和卵管癌的发生有关。

◆ **每日摄取量**

成年人150微克/天。

◆ **缺乏表现**

婴儿缺碘常导致身材矮小，比例失衡；智力低下，听力、语言和运动障碍。成人多患甲状腺肿大。

◆ **食物来源**

海参、海带、紫菜、蛤、海蜇、碘盐等。

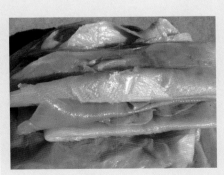

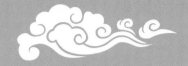

小专题：脂肪摄入过多致癌风险大

脂肪是人体新陈代谢、活动所需能量的主要来源，1克脂肪燃烧所产生的能量是蛋白质的2倍。种种迹象表明，人体大量摄入脂肪容易引发多种癌症。

过量脂肪致癌4大原因

1.脂肪是一种溶媒，许多致癌物质只有在脂肪中溶解后，才能被细胞吸收。

2.人体内有一种氧化酶，负责将致癌物进行无毒化分解处理，而过量的脂肪会抑制该氧化酶分解致癌物的活性。

3.过量脂肪会刺激胆汁大量分泌，令肠道有害菌群增殖，产生大量的致癌物，催生肠癌高发。

4.摄入过量脂肪将引起人体内分泌功能紊乱，激素过量分泌，诱发乳腺癌、前列腺癌。

每日应摄入多少脂肪

在日常膳食中，每天摄入的脂肪应占所摄入总能量的20％～25％。例如：

一个成年人大概每天需要2000千卡热量，每克脂肪产热9千卡，他每天摄入的脂肪量应不超过2000×25％/9=55克。

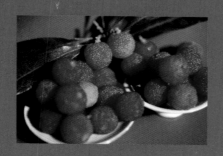

第二章
细说68种抗癌明星食材

　　一些食物天生具有防癌抗癌的功效，可以对抗癌症的侵袭。如水果中的木瓜、草莓、橘子、猕猴桃，蔬菜中的红薯、卷心菜、芹菜、茄子，五谷杂粮中的玉米、薏米、菱角，还有带鱼、牡蛎、蜂蜜，它们均是抗癌明星。

　　本章将从防癌抗癌原因、选购、保鲜、食用宜忌、吃法等方面入手，详解这些防癌抗癌明星，告诉你怎么吃才能远离癌症。

红枣 ——气血双补，提高人体免疫力

红枣营养十分丰富，药食两用，具有补脾益气、养血安神、治病强身的食疗价值，民间有"天天吃红枣，一生不显老"之说。脾胃虚弱、体倦的人，常喝枣粥可提振食欲，令身体变强壮。红枣还有安神宁心的作用，神经衰弱、睡眠不好的女性最宜常食。

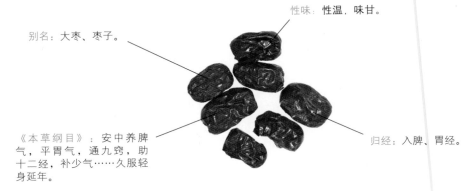

别名：大枣、枣子。

性味：性温，味甘。

《本草纲目》：安中养脾气，平胃气，通九窍，助十二经，补少气……久服轻身延年。

归经：入脾、胃经。

为什么能防癌

1 红枣含多糖、铁、13种氨基酸，食用对人体的补益作用明显，能提高免疫力，对抗癌细胞生成。癌症患者吃红枣也能改善体质，提高抗病能力。

2 红枣的维生素C含量超过许多果品，有"维生素之王"的美誉。维生素C可以阻断致癌物亚硝胺在胃内生成，防胃癌、食管癌效果强。

3 红枣含多种烨木酸、山楂酸等化合物，它们均具有抗癌活性，抗细胞突变，对肉瘤抑制作用较好。

用心选购

鲜枣：应选皮色紫红、有光泽，入口松脆香甜的；青皮或有锈斑、虫蛀的红枣勿购。

干枣：应选果形完整，皮色紫红，无损伤、霉烂的；外皮湿黏、有虫蛀的勿买。

储藏保鲜

鲜枣：装入塑料袋封好口，放入温度为0℃~4℃的冰箱冷藏。

干枣：装入布袋或纸盒中，适时翻动一下。

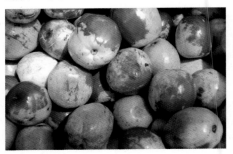

☑ 红枣+花椒：煎水喝，治疗宫颈癌。

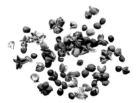

☑ 红枣+花生仁：与红糖一同煎水喝，治疗癌性贫血。

☑ 红枣+紫芝：煎水喝，治疗癌症放化疗白细胞减少症。

☒ 红枣+健胃药：降低药性。

☒ 过量食红枣伤脾胃。

☒ 糖尿病患者忌吃红枣。

防癌这样吃

小米红枣粥

原料：小米50克，红枣50克。

做法：① 小米淘洗干净；红枣洗净，去核，切成丝。

② 小米入锅，加水适量，先用大火煮沸，再改中小火熬至粥黏稠。

③ 加入枣丝，煮3～5分钟即成。

八宝饭

原料：糯米120克，薏米50克，莲子25克，花生仁25粒，红枣6颗，核桃仁20克，葡萄干1小把，白糖适量。

做法：① 糯米、薏米、花生仁分别洗净，用水浸泡2～3小时；红枣洗净，去核，每颗切两半；莲子洗净。

② 莲子、糯米、薏米分别上锅蒸30分钟，取出；白糖与蒸出来的糯米饭拌匀。

③ 取蒸碗一只，放入莲子、薏米、葡萄干、红枣铺底，再铺上一层糯米饭，压瓷实。

④ 在糯米饭上摆放一层花生仁、核桃仁，再铺上剩下的糯米饭，压实后上锅蒸20分钟至熟，出锅将蒸碗倒扣在盘中，即可食用。

南瓜牛奶枣糕

原料：面粉100克，南瓜100克，牛奶100毫升，红枣15颗，白糖20克，泡打粉、盐各1克，植物油适量。

做法：① 南瓜去皮、瓤，切片，上锅蒸熟；红枣洗净，去核，切成丁。

② 将南瓜、牛奶、白糖放入料理机中，打成汁。

③ 面粉倒入面盆中，再倒入南瓜奶汁，放入盐、泡打粉、枣丁、植物油，搅拌成稠面糊，静置15分钟。

④ 取小碗若干只，碗内抹油，分别倒入适量的面糊，上锅蒸10～15分钟至熟即成。

百合糯米粥

原料：糯米250克，百合250克，红枣100克，白糖少许。

做法：① 百合一片片掰开，洗净；糯米淘净。

② 红枣洗净，放入锅中，加水500毫升，煮30分钟。

③ 锅中再次加水1300毫升，放入糯米、百合，煮至枣烂。

④ 加入白糖调味，即可食用。

苹果
——排毒护肺，抗癌多面手

防治肿瘤：肺癌、胃癌、乳腺癌、大肠癌等。

苹果酸甜可口，是老少皆宜的水果。营养价值和医疗价值非常高，在西方有"全方位的健康水果""全科医生"之美誉。中医学认为，苹果具有生津润肺、清热化痰、补中益气的功效。

别名：奈、频婆、天然子。

性味：性平，味甘、酸。

《随息居饮食谱》：润肺悦心，生津开胃。

归经：入脾、肺经。

为什么能防癌

1. 苹果所含原花青素、儿茶素、绿原酸等多酚成分，能抑制乳腺癌、结肠癌等多种癌细胞分裂增殖。动物实验显示，以高剂量苹果多酚喂食易患乳腺癌的大鼠，大鼠乳腺癌的发生率降低44%，同时可令肿瘤体积显著缩小。

2. 苹果含有较多的槲皮苷、黄酮类抗氧化剂，它们能改善肺脏功能。每天吃一个苹果可降低46%的患肺癌概率，其他癌症的发病率减少20%。对吸烟的人来说，最宜每天吃苹果。

3. 苹果富含膳食纤维——果胶，它进入肠道后，能促进铅、汞、锰、铍等重金属排出体外，防止人体重金属中毒，减少细胞突变、癌变。

用心选购

优质的苹果色泽美观，入口松脆，用指尖轻敲发出铿锵清脆之声。

储藏保鲜

将苹果装进塑料袋放冰箱冷藏，可长时间保存；直接放阴凉处，可保存6~7天。

食用宜忌

✓ 苹果皮所含的抗癌成分高于果肉，带皮吃较好。

✓ 苹果+核桃仁+牛奶：同食治疗白血病。

✗ 苹果+海鲜：同食产生对人体有害成分，易引起腹痛、呕吐。

✗ 苹果+白萝卜：同食产生抑制甲状腺作用的成分，导致甲状腺肿痛。

苹果麦片粥

原料：燕麦片3大匙，牛奶1/4杯，苹果1/2只，胡萝卜1/2根。

做法：① 苹果洗净，去皮、核，切成小丁。

② 胡萝卜洗净，切成小丁。

③ 燕麦片、胡萝卜丁放入锅中，倒入牛奶、1/4杯水，上火煮沸。

④ 放入苹果丁，煮熟烂即成。

苹果玉米羹

原料：苹果1只，玉米面40克，冰糖少许。

做法：① 苹果洗净，去皮、核，切成小丁。

② 玉米面加入适量水，调成稀糊。

③ 苹果丁、冰糖放入锅中，加水适量，上火煮至沸。

④ 倒入玉米面糊，边倒边搅拌，沸煮1~2分钟即成。

红薯果泥

原料：苹果1只，红薯1个。

做法：① 红薯去皮，洗净，切成小丁。

② 苹果洗净，去柄、核，切成小丁。

③ 红薯丁、苹果丁放入锅中，加水适量，先用大火煮沸，再转小火继续煮30分钟。

④ 将煮好的红薯和苹果连汤汁一起倒入料理机中，打成泥糊即成。

苹果奶香饼

原料：苹果2只，牛奶1袋，鸡蛋2枚，黑芝麻、面粉、植物油各适量。

做法：① 苹果洗净，去皮、核，切成小丁，入热油锅翻炒至黄，撒上黑芝麻。

② 鸡蛋调打成蛋液，与牛奶、面粉搅和成面糊。

③ 电饼铛刷油烧热，倒入面糊摊成薄饼，烙至七成熟。

④ 倒入炒好的苹果丁，将面饼折成三角形，正反面撒上黑芝麻，烙熟即成。

樱桃 ——补血强身，抑制致癌物破坏细胞

防治肿瘤：胃癌、肝癌及癌性贫血等。

樱桃味道酸甜，所含蛋白质、胡萝卜素、维生素C等均优于苹果和梨，常食具有调中益气、健脾和胃、祛风除湿的功效。如将樱桃泡酒喝，则能活血止痛，祛风逐湿，治疗风湿腰痛、四肢屈伸不利。樱桃还是女人美容驻颜的佳果，入食或用樱桃汁搽涂皮肤皆宜。

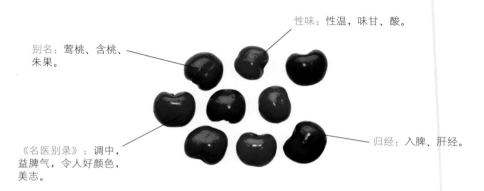

别名：莺桃、含桃、朱果。

性味：性温，味甘、酸。

《名医别录》：调中，益脾气，令人好颜色，美志。

归经：入脾、肝经。

为什么能防癌

1 樱桃含有一种重要的活性物质——鞣花酸，能抑制人体内的亚硝胺、多环芳香烃等致癌物与细胞DNA结合，起到抗氧化、抗组织增生的作用。

2 樱桃含有一定量的维生素C、E，能防止自由基破坏细胞，减少细胞突变。

3 樱桃含花青素较多，花青素能抗氧化，清除自由基。樱桃还能补血补肾，防贫血。因此，食樱桃能抗衰老，防癌。

用心选购

优质樱桃的果皮较硬、颜色偏深红，果柄呈绿色。若果柄呈黑色，或果皮有褶皱，说明樱桃已经不新鲜。

储藏保鲜

将樱桃装入保鲜袋，放入冰箱冷藏，可保存4~5天。装袋前不要清洗，否则容易坏掉。

食用宜忌

- ✓ 樱桃泡酒喝，缓解关节疼痛。
- ✗ 樱桃吃多了会上火。
- ✗ 患溃疡、热性病的人忌食。
- ✗ 糖尿病患者忌食。

冬菇樱桃

原料：水发冬菇80克，鲜樱桃50枚，豌豆苗50克，姜汁、酱油、盐、白糖、水淀粉、植物油、香油各适量。

做法：① 水发冬菇、鲜樱桃分别洗净；豌豆苗择洗干净，切段。

② 炒锅放油烧热，放入冬菇煸炒透，倒入姜汁，烹入料酒拌炒，以酱油、白糖、盐调味。

③ 鲜汤烧沸后，改用小火煨烧片刻，放入豌豆苗稍煮。

④ 用水淀粉勾芡，放入樱桃，淋上香油，即可出锅。

樱桃豆腐

原料：樱桃200克，豆腐250克，盐、醋、生抽、白糖、淀粉、植物油各适量。

做法：① 樱桃洗净，去核，用白糖腌渍。

② 取碗一只，放入白糖、醋、生抽、淀粉、盐及少量水，调成味汁。

③ 豆腐洗净，切丁，入热油锅中煎黄，捞出沥油。

④ 炒锅留底油少许，倒入樱桃翻炒，浇入味汁，略炒两下。

⑤ 倒入豆腐丁，加水适量，煮至汤汁浓稠即成。

樱桃瓜皮汤

原料：樱桃100克，西瓜皮150克，陈皮5克，冰糖适量。

做法：① 樱桃洗净；陈皮浸软，洗净。

② 西瓜皮削去最外面的老皮，洗净，切丁。

③ 汤煲加水500毫升，放入西瓜皮、陈皮，用中火煮30分钟。

④ 倒入樱桃，改用小火煮15分钟，放冰糖煮溶化即成。

番茄樱桃汁

原料：樱桃20颗，番茄2个。

做法：① 樱桃洗净，一剖为二，去核。

② 番茄洗净，去蒂，切成小块。

③ 樱桃、番茄块放入榨汁机中榨汁，倒入杯中即饮。

梨

——清肺护肝，排毒防癌首选4种梨

防治肿瘤：肺癌、食管癌、肝癌、舌癌等。

梨的品种极多，以雪花梨、雪梨、鸭梨和莱阳梨的食疗价值最高。梨有润肺清燥、止咳化痰的作用，秋季肺燥咳嗽、喉咙干痒时，生吃梨或煮梨水喝可缓解。梨还有降低血压、养阴清热之功，高血压、肝炎患者常食有益。

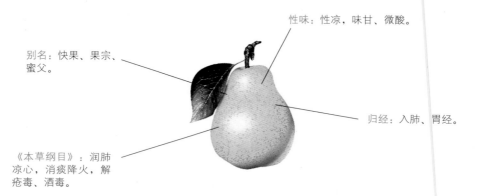

性味：性凉，味甘、微酸。

别名：快果、果宗、蜜父。

归经：入肺、胃经。

《本草纲目》：润肺凉心，消痰降火，解疮毒、酒毒。

为什么能防癌

1 梨含有多酚成分，其能分解人体内的致癌物——多环芳香烃，通过尿液排出体外。多环芳香烃主要来源于香烟、烧烤食物以及污染的空气。

2 梨富含膳食纤维，部分品种每百克含量超过5克，是优秀的肠胃"清洁工"。食梨能消除肠燥，预防大肠癌。

3 梨含有糖类和多种维生素，食用养护肝脏，可预防肝硬化、肝癌，尤其适宜饮酒的人。

用心选购

梨应选皮薄，无虫蛀、破皮，肉质细腻的。

储藏保鲜

将梨用纸包裹一下，放在阴凉通风处即可。

食用宜忌

✅ 生梨榨汁喝，适用于喉癌放射治疗。

✅ 生梨+川贝母：煎水喝，治疗肺癌痰多、口干、舌红。

✅ 生梨+生萝卜：煎水用冰糖调饮，适用于肺癌痰多。

✅ 雪梨+银耳：煎水服食，治疗肺癌咳嗽。

❌ 梨+螃蟹：两者性寒凉，同食易引起腹泻。

爽口黄瓜梨丝

原料：雪花梨1只，黄瓜250克，蜂蜜15毫升，盐少许。

做法：① 雪花梨洗净，去皮、核，切成细丝。

② 黄瓜洗净，去蒂，切成丝。

③ 梨丝、黄瓜丝放入盘中，淋上蜂蜜，撒盐，拌匀。

④ 覆上保鲜膜，放入冰箱冷藏30分钟，取出即成。

红酒炖梨圈

原料：雪花梨2只，红酒1瓶，冰糖适量。

做法：① 雪花梨洗净，去皮，切成厚薄相等的圆圈，依次挖去梨核。

② 梨圈、冰糖放入砂锅，倒入红酒，以红酒没过梨为度。

③ 砂锅置火上，先用大火烧沸，再转用小火焖煮30分钟。

④ 离火，放置一段时间，让梨充分入味，即可食用。

雪梨猪排汤

原料：雪梨500克，胡萝卜400克，猪排骨500克，无花果50克，陈皮5克，盐少许。

做法：① 雪梨去皮、核，切厚片；胡萝卜去皮、蒂，洗净切块；无花果洗净，剖为两半。

② 猪排骨洗净，放入沸水中氽3分钟，捞出洗净，斩块。

③ 陈皮浸软，洗净。

④ 汤煲加水烧沸，放入上述食材，用中火煮40分钟至猪排骨肉熟烂，入盐调味即成。

鲜榨梨汁

原料：雪花梨1只，白糖少许。

做法：① 雪花梨洗净，去皮、核，切成小块。

② 梨块、白糖倒入榨汁机中，加入适量白开水，榨汁。

③ 将梨汁倒入杯中，即可饮用。

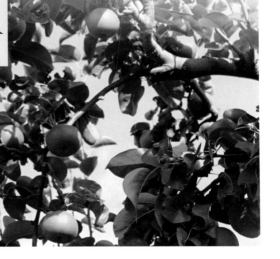

草莓 ——抑制毒素，降低细胞癌变敏感性

草莓的营养成分易被人体消化、吸收，老少皆宜。所含维生素C、胡萝卜素优于许多果蔬，故被称为"维生素丸"。中医认为，草莓具有清暑解热、利尿止泻、利咽止咳的食疗价值，治疗风热咳嗽、百日咳、口腔炎、痢疾、疮疖。将草莓与冰糖煮水喝，治疗干咳。草莓还是防癌佳果，鲜食、榨汁喝或炒菜食用，尤宜肺癌、白血病的防治。

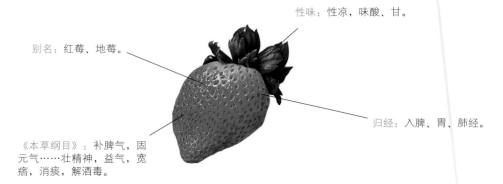

别名：红莓、地莓。

性味：性凉，味酸、甘。

归经：入脾、胃、肺经。

《本草纲目》：补脾气，固元气……壮精神，益气，宽痞，消痰，解酒毒。

为什么能防癌

1 草莓富含鞣酸，其进入人体可吸附有毒的重金属，保护黏膜组织，抑制毒素对细胞的刺激，防细胞癌变。

2 草莓中含较多的胡萝卜素，每百克含30微克。胡萝卜素进入人体可转化成维生素A，不仅能明目养肝，而且作用于黏膜细胞，降低细胞对癌症的易感性，抑制癌细胞生长和繁殖。草莓所含维生素C与维生素A协同作用，防癌效果倍增。

3 草莓中含有一种胺类物质，含铁也较多，对白血病、再生障碍性贫血等疾病均起辅助治疗作用。每天生食草莓250克，连吃15天，对白血病有治疗作用。

用心选购

草莓应选大小适中，外形呈周正的圆锥形，颜色均匀的。外形扭曲，颜色深浅不一，个头特别大的草莓，多在生长时喷过激素，勿买。

储藏保鲜

草莓肉质鲜嫩，应平铺在一个浅的容器内，再放入冰箱冷藏，一般可保鲜3天。

☑ 草莓表面有"小坑"，易残留农药，应仔细清洗。

☑ 草莓+山楂：同食助消化，防胃癌。

☑ 草莓+葡萄干：同食治疗血气不足，防癌抗癌。

☒ 草莓含草酸钙较多，尿路结石患者少食。

防癌这样吃

莓杏拌百合

原料：草莓200克，鲜百合100克，西芹100克，甜杏仁100克，橄榄油、白糖、鸡精、盐各适量。

做法：① 草莓去叶、蒂，清洗干净，切成小块。

② 甜杏仁洗净，入微波炉中以高火叮2分钟，取出备用。

③ 西芹择去叶，洗净，切段；百合瓣成片，洗净。二者分别投入沸水中焯至变色，捞出沥水。

④ 草莓、甜杏仁、西芹、百合同置大拌碗中，加上调料，即拌即食。

自制草莓酱

原料：新鲜草莓500克，白糖100克，麦芽糖1汤匙，柠檬1/2个。

做法：① 草莓去叶蒂，洗净，切成小丁；柠檬榨汁，备用。

② 草莓丁层层铺放在盆中，每铺一层放一层白糖，糖渍1小时。

③ 取净锅一只，将草莓丁放入，先用中火沸煮15分钟，再改用小火煮30分钟，至果酱略黏稠。

④ 往锅中放入麦芽糖、柠檬汁，煮10分钟至果酱如稠膏，离火，晾凉后装瓶，放入冰箱保存。

草莓粥

原料：新鲜草莓100克，大米100克，红糖少许。

做法：① 草莓择去叶、蒂，洗净，放入碗中，捣成糊状，备用。

② 大米淘洗干净，如常法煮粥。

③ 粥将熟时，倒入草莓糊，放入红糖，再煮沸即成。

草莓牛奶汁

原料：鲜牛奶300毫升，草莓10粒。

做法：① 草莓择去叶、蒂，洗净，切成小块。

② 把鲜牛奶倒进料理机中，放入草莓块，搅打5分钟。

③ 将草莓牛奶汁倒入杯中，即可饮用。夏季时，放冰箱冷藏30分钟再饮，更加爽口。

橘子 ——防癌尖兵，橘皮胜过橘肉

防治肿瘤：胃癌、肺癌、乳腺癌、口腔癌、喉癌等。

橘子富含蛋白质、维生素，以及钙、镁、磷等矿物质，营养价值很高。中医认为，橘子具有开胃理气、润肺止渴、醒酒利尿的功效，治疗气逆咳喘、高血压、脂肪肝、食积等疾病。每天食用一只橘子，能降低多种癌症风险。橘皮、橘络、橘核均入药。临床上，将橘核研粉吞服，治疗甲状腺癌。

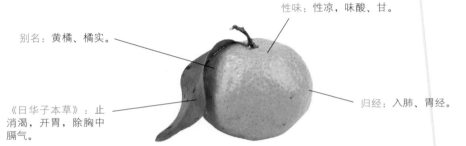

别名：黄橘、橘实。

性味：性凉，味酸、甘。

《日华子本草》：止消渴，开胃，除胸中膈气。

归经：入肺、胃经。

为什么能防癌

1 橘子含有玉米黄质——类胡萝卜素，它能抑制细胞脂质的自动氧化，防止细胞损伤，因此具有防癌抗癌作用，效果强过β-胡萝卜素。橘子越甜，玉米黄质含量越高。

2 橘子含有黄酮类化合物、柠檬苦素两种抗癌活性成分，其中大部分藏在橘皮中。女人常吃橘子，如将橘子连皮一起榨汁喝，可显著降低卵巢癌发病风险。

3 橘子的青皮还是一味中药，即"青皮"。其擅长疏肝破气，散结消痰，可治疗疝气、乳腺癌。

用心选购

橘子应选橘皮深黄色、有光泽，上手掂较重，无斑、无冻伤的。青皮橘勿购。

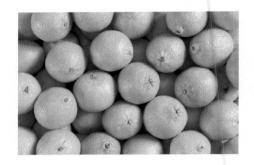

储藏保鲜

将橘子装入塑料袋中，封好袋口，袋上扎几个小洞，然后放到纸箱内。

✅ 橘子连橘络、橘核嚼食，治疗乳腺癌胸胁胀痛。

✅ 橘皮泡茶饮，治疗肝癌恶心、呕吐。

✅ 橘皮+蜜、糖：腌渍食用，治疗甲状腺癌食欲不振。

❌ 橘子+牛奶：影响消化，可致腹痛。

❌ 橘子+鲇鱼或鲍鱼：可致人过敏或食物中毒。

❌ 橘子过量食用易患结石。

防癌这样吃

鲜榨葡橘汁

原料：橘子2只，葡萄350克。

做法：① 橘子去皮，分开橘瓣；葡萄择洗干净。

② 橘子、葡萄共置料理机中，加凉开水50毫升，启动开关，搅打1分钟成汁。

③ 将果汁倒入杯中，即可饮用。

橘子银耳羹

原料：橘子2只，银耳25克，白糖15克。

做法：① 银耳用水泡发，洗净，上锅蒸1小时至软糯，取出备用。

② 橘子剥去皮，分开橘瓣。

③ 取汤锅一只，放入所有食材，加水适量，大火烧沸即成。

凉拌黄白二鲜

原料：橘子2只，白菜帮250克，盐、芝麻酱各适量。

做法：① 白菜帮洗净，切成细丝，放入盆中，撒上少许盐腌渍5分钟，沥水，装入盘中。

② 橘子剥去皮，分开橘瓣，再撕去橘瓣上的薄皮，放到白菜丝盘中。

③ 芝麻酱加水少许澥成糊，浇在白菜、橘子上，拌匀即成。

西米橘子粥

原料：橘子3只，西米150克，山楂糕、白糖各少许。

做法：① 橘子剥去皮，分开橘瓣，切成小块，除去橘核。

② 西米淘洗干净，用水浸泡；山楂糕切成丁。

③ 汤锅加水烧沸，倒入西米再次煮沸，放入白糖、橘子，待汤沸后离火，倒入碗中。

④ 撒上山楂糕丁即成。

葡萄
——补血强肾，带皮吃防癌最见效

葡萄含糖量占10%~25%，主要为葡萄糖，能直接被人体吸收利用。含有大量的酒石酸，具有助消化、健脾和胃的功效。中医认为，葡萄善补气血，益肝肾，强筋骨，止咳除烦，通利小便。女人常食抗衰养颜，改善皮肤色泽。

别名：蒲桃、草龙珠。

性味：性平，味甘、酸。

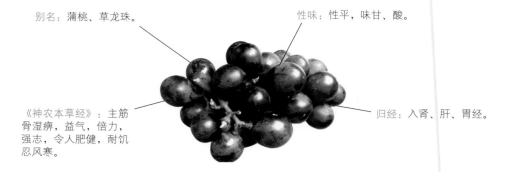

《神农本草经》：主筋骨湿痹，益气，倍力，强志，令人肥健，耐饥忍风寒。

归经：入肾、肝、胃经。

为什么能防癌

1 葡萄含植物活性成分白藜芦醇，它是肿瘤的化学预防剂，能阻止人体正常细胞癌变，扼制癌症转移。吃葡萄对肝脏有好处，调节肝细胞的功能，预防原发性肝癌，尤其适宜乙肝患者。葡萄皮、子中所含白藜芦醇高于果肉，因此吃葡萄连皮吃更养生。

2 葡萄皮含有花青素成分，它能清除人体内的自由基，维系细胞正常不恶变，起到防癌的作用。紫、黑葡萄皮颜色深，花青素多。

用心选购

葡萄应选枝梗新鲜牢固，果粒大小均匀、饱满，外披一层白霜的。葡萄粒易脱落的，表明已不新鲜。

储藏保鲜

将葡萄放于盘中，用保鲜膜包裹；或放冰箱冷藏，温度控制在0℃左右。

食用宜忌

✅ 葡萄+人参：浸酒服，治疗腰脊酸痛、筋骨无力。

✅ 葡萄+龙眼：煎汤或熬膏服，治疗气血不足、心悸神疲。

❌ 葡萄+海鲜：可刺激胃肠道，引起腹痛、恶心、呕吐等。

❌ 吃完葡萄立刻喝水容易腹泻。

❌ 患糖尿病的人尽量别吃葡萄。

木耳葡萄汁

原料：雪梨、银耳、黑木耳各100克，葡萄150克。

做法：① 雪梨洗净，去皮、核，切块；黑木耳、银耳分别洗净，撕成小朵。

② 葡萄一颗颗摘下来，洗净，放入果汁机中打汁。

③ 取汤锅一只，放入雪梨块、黑木耳和银耳，加水适量，先用大火煮沸，再改用小火煮1小时，加入葡萄汁稍煮即成。

葡萄汁山药

原料：葡萄500克，山药500克，面粉50克，白糖、蜂蜜、盐各适量。

做法：① 葡萄清洗干净，打成葡萄汁备用。

② 山药去皮，用沸水焯一下，捞出后切成小方块，装盘，上蒸锅蒸熟，取出晾凉。

③ 取大碗一只，倒入熟山药丁、葡萄汁，入白糖、蜂蜜、盐调匀。

④ 将大碗放入冰箱冷藏1小时，取出即成。

美容葡萄饮

原料：葡萄100克，胡萝卜100克，苹果250克，白糖20克。

做法：① 胡萝卜洗净，去皮，切片。

② 苹果洗净，去果柄、核，切片。

③ 葡萄一颗颗摘下来，清洗干净。

④ 上述食材放入果汁机中，加入白糖、凉开水，打汁后饮用。

葡萄沙拉

原料：葡萄150克，苹果1只，火龙果1只，酸奶1盒，白糖少许。

做法：① 将葡萄一颗颗摘下来，清洗干净。

② 火龙果剥皮，切成小块。

③ 苹果洗净，去核，切块。

④ 苹果块、火龙果块和葡萄粒装盘，倒入酸奶，入白糖调味即成。

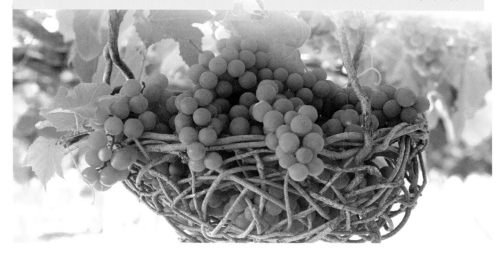

猕猴桃
——维C阻断硝酸胺形成，远离消化道肿瘤

防治肿瘤：淋巴癌、宫颈癌、大肠癌、鼻咽癌等。

猕猴桃富含精氨酸，能有效地改善血液循环，降低血栓的形成，预防高血压、冠心病；含有丰富的天然糖醇类成分，可以调节糖代谢，对糖尿病和抑郁症有独特的疗效。中医认为，猕猴桃生食、煎汤或入菜，可调中理气，生津润燥，解热除烦。

性味：性寒，味酸、甘。

别名：奇异果、藤梨。

《本草纲目》：止渴，解烦热，下淋石，调中下气。

归经：入脾、胃经。

为什么能防癌

1 猕猴桃的维生素C含量是橘子的4～12倍，一只大个的猕猴桃可满足两个人一天所需的维生素C，故号"维C仓库"。维生素C一方面阻断亚硝酸盐生成致癌物亚硝胺，高效预防胃癌、食管癌；另一方面与维生素E、胡萝卜素等共同作用，促进干扰素的产生，继而增强人体免疫力和抗癌机能，抑制乳腺癌、鼻咽炎、淋巴癌等。

2 猕猴桃另含有一种抗癌活性物质，在胃液中能阻断硝酸胺的形成，阻断率接近80%，优于维生素C溶液、柠檬汁，是防胃癌的重要"武器"。

3 猕猴桃有润燥通便、清热降火之功，常食消便秘、痔疮，防止大肠细胞癌变。每日生吃鲜猕猴桃250克，连服月余，有利于大肠癌调养。

用心选购

猕猴桃应选个头较大，外形匀称，无损伤，肉质坚实但不特别硬的。肉质特别硬的属于生果，入口味道不佳。

储藏保鲜

肉质硬的猕猴桃存放在阴凉处即可，软的需放冰箱冷藏。

食用宜忌

✅ 猕猴桃+生姜：榨汁喝，治疗消化道癌症胃热干呕。

✅ 猕猴桃+狗肉：炖汤喝，治疗眼部恶性黑色素瘤。

✅ 猕猴桃+瘦猪肉：炖汤喝，治疗子宫内膜癌术后阴道出血。

✅ 猕猴桃+半枝莲：分别捣碎，水煎服，治疗胃癌、食管癌。

❌ 儿童过量食用猕猴桃可引发过敏症。

防癌这样吃

猕猴桃薏米粥

原料：猕猴桃2只，薏米100克，冰糖适量。

做法：① 猕猴桃洗净，去皮，切成小丁。
② 薏米淘洗干净，放入沸水锅中，煮至米熟。
③ 锅中加入冰糖煮至溶化，放入猕猴桃丁搅匀即成。

猕猴桃银耳羹

原料：猕猴桃100克，水发银耳50克，白糖适量。

做法：① 猕猴桃洗净，去皮，切片。
② 水发银耳洗净，撕成小朵。
③ 取汤锅一只，放入银耳，加水煮至熟软。
④ 倒入猕猴桃片，放入白糖，煮沸即成。

猕猴桃香蕉汁

原料：猕猴桃1只，香蕉1根。

做法：① 猕猴桃洗净，去皮，切成小块。
② 香蕉去皮，切块。
③ 猕猴桃块、香蕉块放入果汁机中，加适量凉开水，打成果汁，倒入杯中即成。

猕猴桃枸杞粥

原料：猕猴桃1只，大米100克，枸杞20克，冰糖适量。

做法：① 猕猴桃洗净，去皮，切块；枸杞洗净，用温水泡软。
② 大米淘洗干净，入锅，加水煮至粥浓稠。
③ 放入枸杞、猕猴桃块，煮三五分钟。
④ 入冰糖调味，搅匀即成。

杏——富含多种抗癌成分，杏肉和杏仁皆是宝

防治肿瘤：各种癌症的放化疗毒副反应。

杏含有多种维生素及铁、锌、铜、锰等微量元素。杏仁的营养比杏肉更丰富，蛋白质含量占24%，脂肪49%，并含钙、镁、磷等矿物质。中医认为，杏肉具有润肺定喘、生津止渴的功效，适用于肺燥干咳、口干烦渴等；杏仁具有止咳平喘、润肠通便的功效。经常食用杏、甜杏仁，几乎不患癌症。

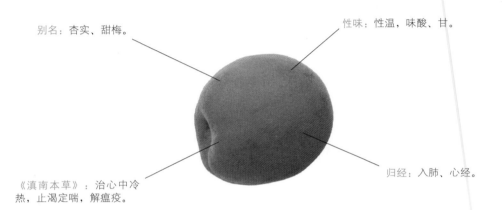

别名：杏实、甜梅。

性味：性温，味酸、甘。

《滇南本草》：治心中冷热，止渴定喘，解瘟疫。

归经：入肺、心经。

为什么能防癌

1 杏肉含有维生素C、维生素E、儿茶酚等抗氧化成分，它们都具有防癌与抗癌的作用。斐济人喜食杏，他们几乎无人患癌。每天食用2~3枚鲜杏、杏干或蜜饯杏脯，可辅助治疗肺癌、乳腺癌、鼻咽癌放疗反应。

2 杏仁含有苦杏仁苷（又名维生素B_{17}），该成分对人体的保健意义重大：一是止咳定喘，治疗哮喘、咳嗽；二是对肺癌、肝癌、宫颈癌、乳腺癌等癌细胞有选择性地杀伤，令癌肿缩小，有效率达50%以上。苦杏仁

有毒，主要药用；日常选甜杏仁吃较为安全。

用心选购

杏应选果个大，皮色黄中泛红，核小，味甜汁多的。生杏酸而不甜，口感极差，勿购。

储藏保鲜

鲜杏：难以保鲜，只能放冰箱短期冷藏；或加工成杏酱、杏干。

杏仁：放在干燥、凉爽之处，或密封后放冰箱冷藏，防发霉。

- ✅ 杏酸腐蚀牙齿，食后应及时漱口。

- ✅ 杏每次食3～5枚即可，过量食用易长疮生疖。

- ✅ 甜杏仁（打碎）+绿茶：煎水喝，预防肺癌、乳腺癌、大肠癌。

- ❌ 杏+猪蹄：同食可致腹痛。
- ❌ 苦杏仁有毒，勿直接食用。

🍲 防癌这样吃

自制杏酱

原料：杏600克，白糖70克，老冰糖70克，柠檬1/2只。

做法：① 杏洗净，去皮、核，切成小丁；柠檬榨汁。

② 杏肉丁放入盆中，撒上白糖腌渍出水。

③ 将腌渍过的杏肉丁放入不锈钢锅中，加冰糖、柠檬汁熬煮，至汁液浓稠后离火。

④ 待杏酱温度降至80℃时，装入消过毒的玻璃瓶中，入冰箱冷藏即成。

银耳蒸杏

原料：杏200克，银耳、冰糖各适量。

做法：① 银耳洗净，泡发。

② 杏洗净，一剖为二，去核。

③ 取蒸盘一只，银耳摆在盘底，杏肉放于银耳上，冰糖放在杏核处。

④ 上锅隔水蒸二三十分钟，冰糖溶化即成。

杏仁茶

原料：甜杏仁100克，糯米粉50克，冰糖适量。

做法：① 甜杏仁用温水浸泡几小时，剥去外皮，放入料理机中，加水适量，打成杏仁糊。

② 糯米粉加水调成米糊。

③ 甜杏仁糊、米糊共置汤锅中，加水适量，以小火熬熟。

④ 锅中放入冰糖，煮至汤汁浓稠即成。

杏仁拌海带

原料：水发海带250克，甜杏仁50克，葱丝、蒜末、盐、豆瓣酱、植物油各适量。

做法：① 海带洗净，切丝，入沸水中焯熟，装盘。

② 甜杏仁用沸水煮数分钟，去皮，洗净，放到海带丝上。

③ 将蒜末、葱丝撒放到海带丝上面。

④ 炒锅放油烧热，入豆瓣酱炒香，浇在葱、蒜上，入盐调味即成。

山楂——消食化积，酸出胃脏健康

防治肿瘤：胃癌、胰腺癌、卵巢癌、鼻咽癌等。

山楂含有维生素C、B_1、B_2、E，还是人体补充钙、镁、钾等矿物质的重要来源。含山楂酸、酒石酸、枸橼酸等多种有机酸，故味极酸，有机酸可促进胃消化液的分泌，化食消积，增进食欲。例如，吃肉太多不消化、胃胀满时，可吃山楂来调理。山楂更是人体对抗肿瘤的好助手，食药两用。

别名：山里红、红果、酸枣。

性味：性温，味酸、甘。

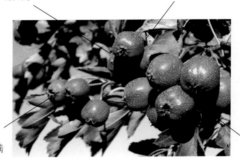

《本草纲目》：化饮食，消肉积，症瘕，痰饮痞满吞酸，滞血痛胀。

归经：入脾、胃、肝经。

为什么能防癌

1 山楂含维生素C是苹果的8倍，它能阻断亚硝胺的形成，防胃癌，并能防止细胞氧化，提高人体免疫力。山楂中另一种成分——槲皮黄酮，它与维生素C关系微妙，能增强维生素C的抗癌作用。

2 研究发现，山楂提取液对癌细胞有杀伤作用，令癌细胞存活率显著下降，却对正常细胞没有任何影响。例如，黄曲霉素是强致癌物，山楂液则令它的毒性大大降低；单用山楂煎水喝，就能延缓宫颈癌细胞分裂增殖。

用心选购

山楂应选果形规则，果皮深红、暗红或鲜红，有光泽的。果皮皱缩，有干疤或虫眼、外伤的勿购。

储藏保鲜

用保鲜膜包裹，入冰箱冷藏，可防鲜山楂脱水。

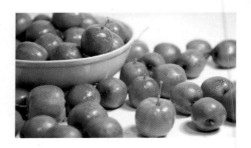

✅ 食用山楂后及时漱口，避免山楂酸腐蚀牙齿。

✅ 生山楂（煮烂）+糖：拌食，治疗肝癌上腹胀、厌食油腻。

✅ 生山楂+鲍鱼：煮食，治疗子宫癌见阴道流血。

✅ 山楂泥+藕丝：拌食，治疗卵巢癌下腹疼痛、月经淋沥，或见腹部肿块。

❌ 山楂多食耗气。

❌ 山楂刺激子宫收缩，习惯性流产的孕妇勿食。

防癌这样吃

山楂乌梅饮

原料：山楂30克，乌梅15克。

做法：① 山楂洗净，去核。

② 山楂、乌梅一同放入锅中，加水1500毫升，煎1小时。

③ 将山楂乌梅汁过滤去渣，倒入瓶中，随量饮用。

山楂萝卜大骨汤

原料：猪腿骨400克，白萝卜500克，山楂4枚，葱段、姜片、料酒、盐、胡椒粉各适量。

做法：① 猪腿骨用水冲洗干净，入沸水中焯一下，捞出。

② 白萝卜洗净，去皮，切滚刀块；山楂洗净。

③ 将猪腿骨、白萝卜块、葱段、姜片、料酒放入高压锅中，加水适量，炖至骨肉熟烂、白萝卜入味。

④ 入盐、胡椒粉调味，搅匀即成。

山楂粥

原料：大米100克，山楂35克，白糖适量。

做法：① 山楂洗净，去核。

② 大米淘洗干净，入锅，加水煮至粥将熟。

③ 往锅中放入山楂，用小火煨10分钟。

④ 放入白糖调味，搅匀即成。

山楂鸡翅

原料：鸡翅10个，山楂100克，葱末、姜末、盐、料酒各适量。

做法：① 鸡翅洗净，正反两面各划一刀。

② 山楂洗净，去核。

③ 将鸡翅放入盆中，加入盐、料酒、姜末、葱末，腌渍20分钟。

④ 将鸡翅装盘，上面摆放山楂，入锅隔水蒸至熟，出锅即成。

枸杞
——养肝明目，老年人抗衰常食

防治肿瘤：肝癌、肺癌、白血病、前列腺癌等。

枸杞是个"微型营养库"，含蛋白质、膳食纤维、钾最为丰富，并含有胡萝卜素、钙、铁等补益眼睛的必需营养素，食用可让眼睛视物清楚，故有"明眼子"之称。枸杞还能滋补肝肾，保护生殖系统，老年人每天慢慢嚼食20克就能起到益寿抗衰、防癌的作用。

别名：狗奶子、枸杞子。

性味：性平，味甘。

《食疗本草》：坚筋耐老，除风，补益筋骨，能益人，去虚劳。

归经：入胃、肾经。

为什么能防癌

1 枸杞多糖是枸杞中最重要的一种保健成分，被人体吸收后可刺激T淋巴细胞、巨噬细胞等免疫细胞大量增殖，杀伤癌细胞的效力成倍增加。妇女常食枸杞，能预防乳腺癌。

枸杞多糖还能降低血糖，有利于糖尿病病人控制餐后血糖。

2 枸杞含有矿物质锗，锗诱导人体产生干扰素，杀伤癌细胞，抑癌作用显著。实验研究显示，适量摄入锗不仅能抑制肝癌的转移，还能减轻白血病的症状。

3 枸杞所含胡萝卜素除明目，防老花眼、眼干、眼涩外，还起到维持咽、喉、肺、食管等上皮组织正常生长与分化的作用，防止感染和癌变。

用心选购

枸杞应选颗粒大小均匀，色鲜红，肉厚，味香甜，无破损的。入口苦涩、有异味的枸杞，极可能经过化学加工，勿购。

储藏保鲜

将枸杞装入真空袋中，避光存放；或直接放冰箱冷冻。

- ✅ 每天食用20～30克为宜。

- ✅ 枸杞+黄芪： 煎汁煮粥喝，治疗癌症术后气血虚弱。

- ✅ 枸杞+白菊花：沸水冲泡后饮用，治疗癌症阴虚内热。

- ❌ 枸杞+绿茶：降低人体对营养的吸收。

- ❌ 感冒发热的人不宜食用。

防癌这样吃

菊花枸杞粥

原料：大米120克，糯米120克，花生仁75克，枸杞20克，红枣40克，菊花6～8朵。

做法：① 花生仁洗净，用温水浸泡2小时；枸杞用温水泡软。

② 红枣洗净，去核，切碎；菊花用水漂过。

③ 大米、糯米淘洗干净，倒入高压锅中，加花生仁、适量水，先用大火煮沸，再改用小火焖40分钟。

④ 红枣入锅，稍煮几分钟，放入菊花、枸杞略煮即成。

猪肝枸杞汤

原料：猪肝100克，枸杞15克，葱丝、姜片、蒜片、盐、酱油、料酒各适量。

做法：① 猪肝洗净，切成片；枸杞洗净。

② 锅中加水烧沸，入猪肝焯去血水，捞出。

③ 净锅置火上，倒入适量水烧沸，放入猪肝、枸杞及所有调料，再次烧沸即成。

雪梨银耳枸杞汤

原料：雪梨1只，银耳1朵，枸杞25克，冰糖适量。

做法：① 雪梨洗净，去核，切成小丁。

② 银耳用温水泡发，撕成小朵；枸杞洗净。

③ 取汤煲一只，放入雪梨丁、银耳、枸杞，加水适量，先用大火烧沸，再改用小火炖2个小时。

④ 入冰糖调味，稍炖即成。

山药枸杞鲫鱼汤

原料：鲫鱼1条，山药250克，枸杞25克，葱段、姜片、盐、胡椒粉、料酒、植物油各适量。

做法：① 鲫鱼宰杀干净；山药去皮，切成滚刀块，枸杞用水浸泡。

② 炒锅放油烧热，放入鲫鱼煎至两面发黄，捞出沥油。

③ 取砂锅一只，加水适量，烧沸后放入煎好的鲫鱼、山药块、葱段、姜片及料酒，大火沸煮20分钟至鱼汤呈奶白色。

④ 放入枸杞，入盐调味即成。

香蕉 ——胃肠的好朋友，外皮生黑斑防癌更强

防治肿瘤：大肠癌、膀胱癌、胃癌等。

香蕉含碳水化合物、铁、锌、硒、钴等较为丰富，肉质糯软，甜蜜爽口，可快速为人体补充能量，是减肥佳果。经常进食，具有清热生津、润肺滑肠、降压利尿等作用，痔疮出血、便秘及高血压患者宜食。

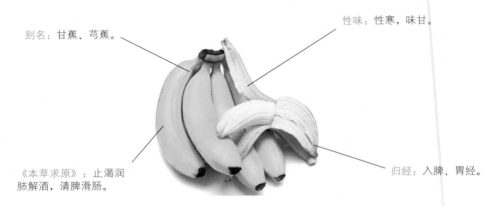

别名：甘蕉、弓蕉。

性味：性寒，味甘。

《本草求原》：止渴润肺解酒，清脾滑肠。

归经：入脾、胃经。

为什么能防癌

1 人进食香蕉后，蕉肉会在胃内形成一道保护胃壁的坚固屏障，减少胃酸对胃壁的腐蚀，降低胃炎、胃溃疡发生率，避免胃脏因炎性病变致癌。

2 香蕉果肉含有抗癌活性成分，可消除苯并芘、黄曲霉素等致癌物对细胞的刺激，有效地阻止细胞癌变。熟香蕉含抗癌活性成分更高，也就是说蕉皮上长黑斑越多，防癌效果越好。

用心选购

香蕉应选果实饱满，尾部圆滑，果皮上散布斑点，外缘棱角不明显的。

储藏保鲜

将香蕉用清水冲洗一下，悬挂起来，可延长保鲜期。勿放冰箱冷藏。

食用宜忌

✔ 香蕉+红枣：常食治疗膀胱。

✘ 香蕉+土豆：同食会引起面部生斑。

✘ 香蕉+红薯、芋头：同食引起腹胀。

✘ 食用未熟的香蕉可致便秘。

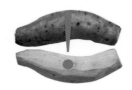

香蕉粥

原料：大米75克，香蕉1根，蜂蜜适量。

做法：① 大米淘洗干净，倒入锅中，加水煮粥。

② 香蕉剥去外皮，切成小段。

③ 待粥将熟时，放入香蕉段，煮至粥熟离火。

④ 往粥中加入蜂蜜，搅匀即成。

香蕉沙拉

原料：香蕉2根，橙子1个，圣女果5枚，酸奶1盒。

做法：① 香蕉剥去皮，切成大小均匀的段。

② 橙子剥皮，切成小块。

③ 圣女果洗净，对剖成两半。

④ 将上述食材放入大盘中，倒入酸奶，拌匀即成。

香蕉牛奶饮

原料：香蕉1根，牛奶250毫升。

做法：① 香蕉去皮，切成小段。

② 香蕉段、牛奶放入料理机中，打成汁。

③ 将香蕉牛奶汁液倒入杯中，即可饮用。

美味香蕉饼

原料：面粉100克，香蕉2根，植物油适量。

做法：① 将面粉用温水和成软硬适中的面团，饧15分钟。

② 香蕉剥去皮，切成片。

③ 将面团擀成2张面皮，分别码放香蕉片，折叠成三角形生饼坯。

④ 平底锅放油烧热，将饼坯烙熟即成。

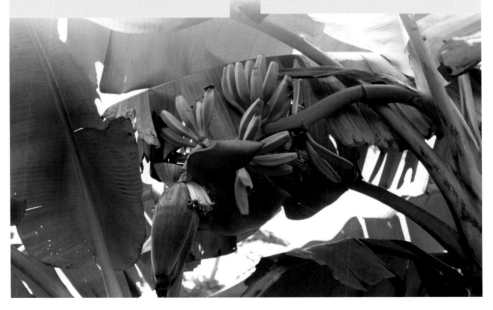

木瓜 ——女人丰胸美容果，青皮瓜防癌更胜一筹

防治肿瘤：各种肿瘤。

木瓜富含维生素A、维生素C、氨基酸，所含的齐墩果成分具有护肝降酶、抗炎抑菌、降低血脂的作用。李时珍认为木瓜平肝和胃，舒筋络，活筋骨。女人常食木瓜能丰胸美容，让肌肤焕发青春活力。

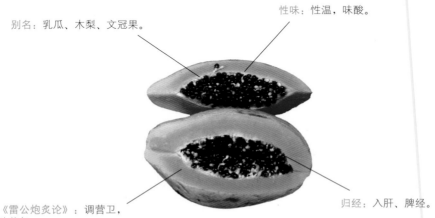

别名：乳瓜、木梨、文冠果。

性味：性温，味酸。

《雷公炮炙论》：调营卫，助谷气。

归经：入肝、脾经。

为什么能防癌

1 木瓜白色乳汁中含有木瓜酵素成分，将它注射到肿瘤组织中，可使肿瘤组织缩小。该成分还能分解肉类中的蛋白质，人饭后食用木瓜助消化，防治肠胃炎、消化不良。木瓜皮青、果肉刚转红时含酵素最多，防癌更高效。

木瓜外用也能抗癌，将半熟的木瓜捣烂外敷病灶处，治疗皮肤癌。

2 木瓜含番木瓜碱这种独特成分，它对白血病、鼻咽癌等具有抗癌活性作用。

3 木瓜中维生素C的含量很高，与木瓜中的胡萝卜素、维生素B_1等协同抗癌，阻止人体内致癌物质亚硝胺的合成，防细胞氧化突变，预防各种消化道肿瘤。例如，治疗胃癌鲜食或煮食木瓜即见效。

用心选购

木瓜应选果皮光滑、无伤痕的。青皮木瓜防癌效果好，黄皮木瓜甜度高，口感好。

储藏保鲜

用纸将木瓜包裹起来，放到阴凉处。勿放入冰箱，勿沾水，否则迅速变质。

食用宜忌

✅ 木瓜+猪蹄：炖食，治疗产妇乳汁缺少。

❌ 孕妇、过敏体质的人不宜食。

❌ 用铁锅烹饪。

🍲 防癌这样吃

木瓜粥

原料：大米50克，薏米20克，木瓜200克，白糖适量。

做法：① 木瓜冲洗干净，上笼蒸熟，切成小块；薏米洗净，用水浸泡2小时。

② 大米淘洗干净，与薏米一同入锅，加水适量，煮至粥将成。

③ 放入木瓜块、白糖，煮至粥成即可。

木瓜蛋炒饭

原料：木瓜1/2个，鸡蛋1枚，小火腿肠2根，米饭250克，盐、植物油各适量。

做法：① 木瓜去皮、瓤，并挖出少许木瓜肉，备用。

② 鸡蛋调打成蛋液；火腿肠切丁。

③ 炒锅放油烧热，倒入蛋液炒散，倒入米饭翻炒，再入火腿丁、盐炒至米饭将熟。

④ 放木瓜肉翻炒两下，出锅装入木瓜盅中即成。

木瓜牛奶

原料：木瓜500克，牛奶250毫升，椰汁50毫升，水淀粉、白糖各适量。

做法：① 木瓜洗净，去皮、瓤，切成小丁。

② 汤锅加水烧沸，放入木瓜丁煮10分钟。

③ 倒入牛奶、椰汁，入白糖，搅匀，以小火煮至沸。

④ 水淀粉倒入锅中搅匀，煮至汤汁稠浓即成。

梨丝拌木瓜

原料：木瓜1只，梨1只，白糖少许。

做法：① 木瓜洗净，去皮、瓤，切成粗条。

② 梨洗净，去皮、核，切粗条，用白糖渍一会儿。

③ 木瓜条、梨条同放盘中，拌匀即成。

西瓜 ——利尿排毒，解暑消渴的防癌佳果

防治肿瘤：消化道癌症、生殖系统癌症及癌性水肿。

西瓜含水超过95%，几乎不含脂肪，味甜多汁，是夏季解暑消渴、除热除烦的最佳水果，故有"天然白虎汤"之称。营养全面，糖类、维生素、矿物质含量丰富，所含蛋白酶能把不溶性的蛋白质转化为可溶性蛋白质，助人体更好地吸收利用。西瓜能利尿消水肿，对高血压患者有益。

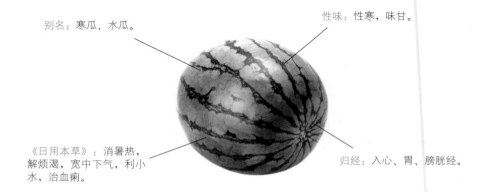

别名：寒瓜、水瓜。

性味：性寒，味甘。

《日用本草》：消暑热，解烦渴，宽中下气，利小水，治血痢。

归经：入心、胃、膀胱经。

为什么能防癌

1 西瓜富含谷胱甘肽，可与鳄梨、芦笋比肩。谷胱甘肽是致癌物的克星，在人体内捕获重金属等致癌物，与它们结合后随尿液排出体外，预防胃癌、肺癌、白血病等表现不俗。

2 西瓜含强抗氧化剂番茄红素，每百克番茄约含番茄红素3.1克，而西瓜却达到4.1克，比番茄还要多。番茄红素的抗氧化活性是 β-胡萝卜素的2倍，可预防胰腺癌、直肠癌、膀胱癌、前列腺癌、肺癌、宫颈癌等。

用心选购

熟西瓜：瓜皮表面光滑，纹路清晰，用手弹之有"嘭嘭"声。

生西瓜：瓜皮表面有茸毛、纹路不清，用手指弹之发出"当当"声。

储藏保鲜

全瓜：洗净，放入盐水中浸泡3~5分钟，取出擦干瓜皮，放于阴凉通风处。

切开的西瓜：用保鲜膜将西瓜全部包裹上，放入冰箱冷藏。

☑ 西瓜皮营养丰富，可做菜食用。

☑ 西瓜皮近皮处煎水喝，治疗肝癌发热、多汁、口干。

☑ 西瓜+梨+番茄：生食，治疗鼻咽癌放疗后口干咽痛。

❌ 肾功能不全者勿食西瓜。

🍲 防癌这样吃

双瓜苹果沙拉

原料：西瓜150克，苹果1只，木瓜150克，沙拉酱适量。

做法：① 西瓜肉切成小块，去子。② 苹果洗净，去皮、核，切成丁。③ 木瓜洗净，去皮、瓤，切成小块。④ 西瓜块、木瓜块、苹果丁一起放入盘中，倒入沙拉酱拌匀即成。

西瓜西米露

原料：西米100克，西瓜300克。

做法：① 西米放入沸水锅中，煮至中间只剩一点白，然后关火焖四五分钟至透明，捞出过凉水。② 西瓜去子，用小勺挖出5个西瓜球，剩下的榨汁。③ 西米倒入碗中，浇上西瓜汁，放上西瓜球，即成。

西瓜奶昔

原料：西瓜200克，牛奶1袋，蜂蜜适量。

做法：① 西瓜去子，切块，放入榨汁机中打成汁。② 西瓜汁与牛奶混匀，调入蜂蜜即成。

凉拌西瓜皮

原料：西瓜皮300克，蒜末、干辣椒、花椒、盐、白醋、白糖、植物油各适量。

做法：① 西瓜皮削去深绿色的外皮，切成细丝，码到碗中，用盐腌一下，沥水。② 调入蒜末、白醋、白糖和盐。③ 炒锅放油烧热，入花椒、干辣椒炸香，浇到西瓜丝上即成。

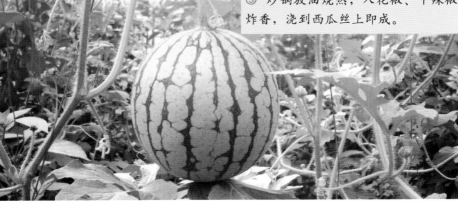

桑椹——诱导癌细胞死亡，补肾抗衰的水果

防治肿瘤：鼻咽癌、白血病、大肠癌以及放化疗毒副反应等。

桑椹味甜多汁，含有多种维生素、磷、铁等营养成分，能益肾滋肝补血，令人面色红润，头发乌黑发亮。桑椹所含油脂主要为亚油酸、油酸，具有分解脂肪、降低血脂、延缓血管硬化等作用，尤宜高血压、高血脂者食用。电脑族和学生常食桑椹则可以明目，缓解眼睛疲劳、干涩等不适。

别名：桑果、桑实。

性味：性寒，味酸、甘。

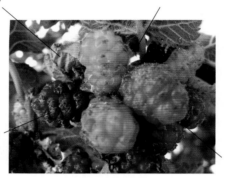

《随息居饮食谱》：滋肝肾，充血液，祛风湿，健步履，息虚风，清虚火。

归经：入心、肝、肾经。

为什么能防癌

1 桑椹富含白藜芦醇、白藜芦醇苷两种天然抗氧化剂，它们能够抑制酪氨酸激酶的活性，继而抑制癌细胞的生长、增殖，诱导癌细胞分化、凋亡，可预防鼻咽癌、胃癌、大肠癌、白血病、皮肤癌等。

2 桑椹为富硒、富维生素E食物，每百克鲜品含硒6微克多，含维生素E近13毫克，二者协调作用，可以阻断致癌物对细胞的致畸、致癌变作用。

3 桑椹具有生津止渴、促消化、防肠燥便秘的食疗价值，可用于癌症放化疗后体虚、便秘、口渴、消化不良等毒副反应。例如：肿瘤放化疗后胃口不佳时，可用桑椹与小麦、薏米等煮粥食来调理。

用心选购

桑椹应选个大，肉厚，色紫红，酸甜适口的。若果梗呈黑紫色，多为染过化学色素，勿购。

储藏保鲜

桑椹应即买即食；放冰箱冷藏，只能短期保鲜。

✅ 桑椹+枸杞：煎水喝，治疗眼部肿瘤化疗后头晕、两眼晕花。

✅ 桑椹+蜂蜜：防治贫血。

❌ 煮桑椹时忌用铁器。

❌ 桑椹含有溶血性过敏成分，过量食用易发生溶血性肠炎。

防癌这样吃

桑椹糯米粥

原料：鲜桑椹100克，糯米150克，冰糖少许。

做法：① 桑椹洗净，用淡盐水浸泡15分钟，捞出沥水。

② 糯米淘洗干净，用水浸泡3小时。

③ 糯米、桑椹一起放入砂锅中，加水煮沸。

④ 放入冰糖，煮至粥熟即成。

枸杞桑椹粥

原料：桑椹50克，枸杞15克，糯米60克，蜂蜜少许。

做法：① 桑椹洗净，用淡盐水浸泡15分钟，沥水；大米洗净，沥水。

② 枸杞冲洗一下。

③ 所有原料放入炖盅中，炖至米熟烂，关火。

④ 调入蜂蜜即成。

桑椹蜜汁

原料：桑椹200克，蜂蜜适量。

做法：① 桑椹洗净，用淡盐水浸泡15分钟，捞出沥水。

② 将桑椹、蜂蜜一起放入料理机中，加水适量，打成汁液，倒入杯中即饮。

桑椹饼

原料：桑椹250克，面粉500克，盐、芝麻、植物油各适量。

做法：① 桑椹洗净，放入料理机中打成汁。

② 面盆中倒入面粉、桑椹汁，和成面团，饧20分钟。

③ 将面团分成几个小面剂，分别擀成厚度适中的面皮，撒上盐，涂上植物油，卷起来制成生饼坯。

④ 电饼铛预热刷油，将生饼坯烙熟即成。

桃 ——阻止癌细胞扩散，体虚贫血的人宜食

防治肿瘤：乳腺癌、胃癌以及癌性贫血等。

桃的味道鲜美，可鲜食，或加工成桃脯、桃酱、桃汁、桃罐头等。富含铁、糖等营养素，能补益气血，养阴生津，缺铁性贫血、病后体虚的人宜食。桃属于高钾、低钠水果，能调节体液平衡，消除水肿。桃的种仁是一味中药，有破血行瘀、润燥滑肠之功，用于多种肿瘤、闭经、血燥便秘。

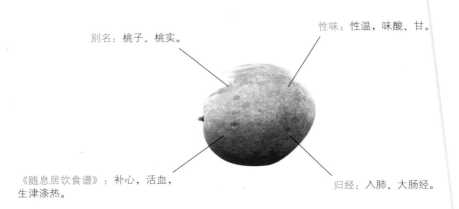

别名：桃子、桃实。

性味：性温，味酸、甘。

《随息居饮食谱》：补心，活血，生津涤热。

归经：入肺、大肠经。

为什么能防癌

1 桃肉含有酚类化合物，能抑制癌细胞的转移，但对正常细胞无任何不良影响。每天吃1~2只桃子，有助于女性预防乳腺癌。

2 桃每百克含铁元素约0.8毫克，高于苹果、香蕉、橘子，是人体补铁的重要来源之一。人体缺铁后免疫力下降，易患胃癌、肝癌等恶性肿瘤。另外，人患癌后多会出现贫血，适量食桃有助于养血生血。

3 桃肉中富含胶质物，可增加大肠中粪便的水分，起到预防便秘的作用。便秘的人患大肠癌的风险高。

用心选购

桃的种类多，原则上应选大小适中、重量较沉的。如果桃毛有扎手感觉，说明是新鲜的桃子。

储藏保鲜

将桃子装入保鲜袋，放冰箱冷藏3~7天。勿冷藏时间太长，否则桃味大变。

✅ 食桃前应将桃毛刷洗干净，以免刺入皮肤引起皮疹。

✅ 烂桃不可食用。

✅ 桃性热，易生疮疖的人不要多吃。

❌ 桃+甲鱼：同食易诱发心痛。

🍲 防癌这样吃

鲜桃粥

原料：大米50克，鲜桃1只，蜂蜜少许。

做法：① 桃洗净，去皮、核，切成小块。

② 大米淘洗干净，放入锅中，如常法煮粥。

③ 粥将熟时放入桃丁，煮至米烂桃熟软，调入蜂蜜即成。

蜜桃奶昔

原料：桃1只，纯牛奶250毫升，蜂蜜适量。

做法：① 桃洗净，去皮、核，切成小丁。

② 桃丁放入榨汁机中，打成桃汁，然后倒入杯中。

③ 杯中再倒入牛奶、蜂蜜，调匀即成。

鲜桃拌黄瓜

原料：鲜桃2只，黄瓜1根，醋、盐、白糖各少许。

做法：① 桃洗净，去核，切小块。

② 黄瓜洗净，去蒂，切小块。

③ 桃块、黄瓜块一同装盘，加少许盐腌一下，滗去水。

④ 加入醋、白糖，拌匀即成。

果味沙拉

原料：桃1只，苹果1只，梨1只，葡萄100克，酸奶1袋。

做法：① 桃、梨、苹果分别洗净，去核，切小块。

② 葡萄一颗颗摘下，洗净。

③ 上述水果一同装盘，倒入酸奶拌匀即成。

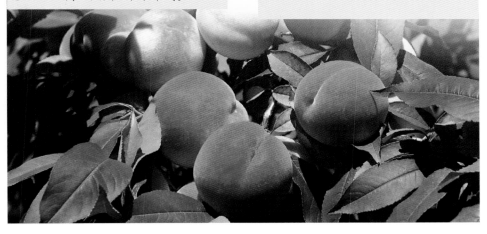

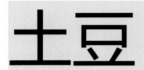# 土豆——消炎抗细胞突变，代粮吃的蔬菜

防治肿瘤：胃癌、食管癌、肠癌等。

　　土豆是一种粮菜兼用型的蔬菜，炒、炖、煮、炸皆味美。淀粉含量占11%～19%，易被人体消化吸收，有很好的饱腹感，被称为"第二面包"。含钾元素较多，有助于平稳血液中钠离子，预防心脑血管病变。每周吃5～6个土豆，中风概率下降40%。中医认为，土豆具有通便排毒、健胃消食、缓急止痛的食疗价值。

别名：马铃薯、山药蛋。

性味：性平，味甘。

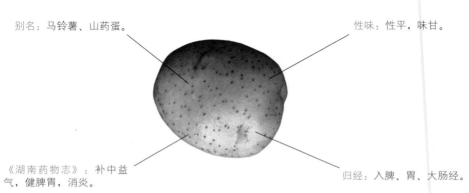

《湖南药物志》：补中益气，健脾胃，消炎。

归经：入脾、胃、大肠经。

为什么能防癌

1 土豆为"十全食物"，含有谷类缺乏的胡萝卜素、维生素C，营养全面、均衡，每天食用1～2个，能增强人体淋巴组织的功能，产生数量更多的杀伤癌细胞的淋巴细胞。

2 土豆每百克约含维生素C27毫克，是番茄的1.5倍。该维生素与另一种维生素——叶酸联合作用，能强化人体黏膜组织，预防上皮组织发生恶性肿瘤，如食管癌。

3 土豆含生物碱等成分，具有一定的消炎作用，外敷能消肿痛，食用则有养肠胃、助胃炎康复的作用。

治疗胃炎，土豆与蜂蜜搭配效果好。慢性胃病是胃癌的重要诱因。

4 土豆含较多的膳食纤维，能净化肠道，预防大肠癌。

用心选购

　　土豆以无破皮、无芽眼、个头中等，表面带一层土的为优。有冻伤、黑斑的土豆勿选。

储藏保鲜

　　将土豆放入纸箱内，并放几个苹果，能延长保鲜期。土豆忌曝晒、高温和潮湿的环境。

✅ 土豆+牛蒡子：制粉混合食用，治疗胃癌。

❌ 食用发芽的土豆可致人中毒。

❌ 油炸土豆制品少食，如炸薯片、薯条。

🍲 防癌这样吃

土豆炖牛肉

原料：土豆250克，牛肉300克，葱段5克，姜块5克，咖喱粉25克，盐、味精、酱油、料酒、植物油各适量。

做法：① 土豆洗净，去皮，切成滚刀块。

② 牛肉洗净，切成块，放入沸水中焯去血水，捞出。

③ 炒锅加水适量，放入牛肉、料酒、葱段、姜块，先用大火烧沸，再改用小火炖至牛肉半熟，撇去浮沫。

④ 倒入土豆块，快熟时入盐、酱油、咖喱粉调味，熟后加味精即成。

凉拌土豆丝

原料：土豆300克，红辣椒1个，葱丝15克，香菜段10克，盐、醋、生抽、花椒、植物油各适量。

做法：① 土豆洗净，去皮，切成丝，浸入水中除去淀粉。

② 锅中加水烧沸，入土豆丝焯熟，捞出过凉水。

③ 土豆丝装入盘中，上面码放辣椒丝、葱丝、香菜段，调入盐、生抽、醋。

④ 炒锅放油烧热，入花椒炸出香味，将花椒油浇在土豆丝上，拌匀即成。

素炒双丁

原料：土豆150克，胡萝卜100克，葱末15克，酱油、盐、辣椒面、植物油各适量。

做法：① 土豆去皮，洗净，切成1厘米见方的丁，入水中浸泡一会儿，捞出沥水。

② 胡萝卜去皮，洗净，切成1厘米见方的丁。

③ 炒锅放油烧热，入辣椒面、葱末煸香。

④ 倒入土豆丁、胡萝卜丁翻炒，放酱油、盐及少许水，先用大火烧沸，再改用小火焖熟即成。

青豌豆拌土豆泥

原料：土豆100克，青豌豆150克，小海米15克，花椒、盐、味精各少许，植物油适量。

做法：① 土豆洗净，入锅煮熟，晾凉后揭去皮，然后捣成泥，放碗中拌入盐。

② 炒锅放油烧热，入花椒炸出香味，将花椒油浇在土豆泥上。

③ 小海米用热水泡软，切碎，撒在土豆泥上。

④ 剥取豌豆粒，洗净，放入热油锅中炒制，加盐调味，倒在土豆泥上。

⑤ 调入白糖、味精，拌匀即成。

红薯 ——抗癌状元，补中益气

防治肿瘤：大肠癌、乳腺癌，以及癌性腹泻、黄疸等。

红薯是A级保健食品，富含淀粉、维生素C、维生素A、维生素B$_1$、β-胡萝卜素、钾，热量高但不含脂肪。可做主食，也能入菜，蒸、煮、烤皆宜，还能晒干磨粉制成芡粉、粉条、酒、醋等。适量食红薯，有补中和血、益气生津、宽肠胃、通便秘的功效，令人延年益寿。研究发现，红薯防癌抗癌效率近98%，为各种食材之首。

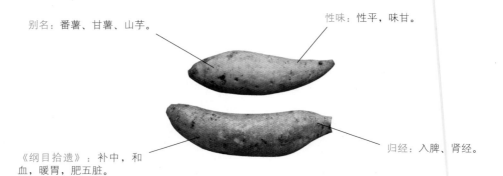

别名：番薯、甘薯、山芋。

性味：性平，味甘。

《纲目拾遗》：补中，和血，暖胃，肥五脏。

归经：入脾、肾经。

为什么能防癌

1 红薯中含活性物质脱氢异雄固酮，为患结肠癌的实验小白鼠注射该物质，癌肿奇迹般地消失，这说明该物质对癌细胞有显著的抑制作用。将红薯煮熟或蒸熟食，可以预防大肠癌；红薯捣烂外敷，对乳腺癌有效。

2 红薯含维生素丰富，每百克鲜品含维生素C近30毫克，维生素B$_1$、维生素B$_2$含量为面粉的2倍，维生素E是小麦的9倍还多，这些维生素与膳食纤维协同作用，具有防细胞氧化、细胞突变的作用。

3 红薯含胶原和黏液多糖，它们保护人体内脏，提高免疫力，增强对癌症的抵抗力。

4 红薯是一种理想的碱性食品，能中和肉、蛋、米、面在人体内产生的酸性代谢物质，调节血液酸碱平衡。人体血液常处于酸性时，易患各种疾病，包括癌症。

用心选购

红薯应选外表干净、光滑、形状好、坚硬和发亮的。表面有斑、凹凸不平的勿购。

储藏保鲜

红薯放入纸箱，置于阴凉通风处即可保存数天。

食用宜忌

✅ 红薯+米、面：同食营养更全面。

✅ 红薯粉+蜂蜜：煮粥食，治疗大肠癌腹泻。

❌ 红薯+柿子：同食易患结石。

❌ 食用长黑斑、发芽的红薯可中毒。

🍲 防癌这样吃

薯丁炒玉米

原料：红薯150克，嫩玉米粒200克，青椒50克，枸杞10克，盐、水淀粉、胡椒粉、鸡精、植物油各适量。

做法：① 嫩玉米粒洗净，入沸水中焯一下，捞出沥水。

② 红薯洗净，去皮，切成玉米粒大小的丁；青椒去蒂、子，洗净后切小丁；枸杞洗净，用温水泡发。

③ 炒锅放油烧热，放入红薯丁炸至表面变硬，捞出沥干油。

④ 锅内留底油少许，倒入玉米粒、青椒丁翻炒，再放入红薯丁翻炒，加入盐、鸡精、胡椒粉和少许水。

⑤ 炒熟后撒入枸杞，出锅前用水淀粉勾芡。

红薯粥

原料：红薯150克，大米50克。

做法：① 红薯去皮，洗净，切成丁。

② 大米淘洗干净。

③ 大米和红薯丁一同入锅，加水煮至粥熟即成。

醋溜红薯丝

原料：红薯300克，青椒1/2个，盐、白醋、鸡精、植物油各适量。

做法：① 红薯去皮，洗净，切成细丝，投入凉水中泡一下，捞出沥水。

② 青椒洗净，切丝。

③ 炒锅放油烧热，倒入红薯丝翻炒，烹入白醋。

④ 再放入盐、青椒丝，翻炒至将熟时，入鸡精调味即成。

拔丝红薯

原料：红薯400克，白糖70克，醋、植物油各适量。

做法：① 红薯去皮，洗净，切成滚刀块，入热油锅炸至外脆里嫩，捞出沥油。

② 锅中留底油少许，放入白糖，以小火熬至糖冒泡变红黄色。

③ 倒入炸红薯，快速翻炒两下，让红薯挂匀糖浆。

④ 出锅时，将拔丝红薯盛在抹油的盘中。配一碗凉水沾着吃。

山药
——补五脏虚损，抑制癌细胞生长

防治肿瘤：食管癌、骨肿瘤、乳腺癌、胃癌、肺癌及癌症恶病质。

山药是食药两用的蔬菜，其块茎肥厚多汁，又甜又绵，且带黏性，生食、熟食的味道均极佳。含蛋白质、淀粉、胆碱、卵磷脂等成分，蛋白质含量是大米的2倍，故能益智强身，延缓衰老。中医认为，山药有补脾养胃、生津益肺、补肾涩精的功效，治疗脾虚食少、肺虚喘咳、肾虚遗精诸症。临床上，治疗食管癌、胃癌等恶性肿瘤也多用到它。

别名：怀山药、山蓣、麻山药。

性味：性平，味甘。

归经：入脾、肺、肾经。

《本草纲目》：益肾气，健脾胃，止泻痢，化痰涎，润毛皮。

为什么能防癌

1 山药富含多糖成分，能清除多种自由基，提高人体抗氧化酶系统的活性，减少氧化产物。研究发现，山药多糖对女性乳腺癌、黑色素瘤、肺癌等癌细胞有明显的抑制作用。每天早晨空腹冲服山药粉50克，可治疗乳腺癌。

2 山药含有微量元素锗，有助于人体抗疲劳的同时，还可抑制癌细胞的转移。

3 山药含淀粉、蛋白质等成分，蒸熟后适量食用能厚养肠胃，固本培元，预防脾胃虚弱引起的胃癌。

中医将生山药捣碎，与清半夏煎汤煮粥，治疗胃癌呕吐。

用心选购

山药须毛多、分量较重的，营养价值高。横切面白色的，为鲜山药；黄色似铁锈的，勿购买。

储藏保鲜

山药置于阴凉通风处，即可保存数天。放入冰箱冷藏，可保存数月，但应与水果分开。

另外，还可将山药去皮，切块，装入塑料袋中，入冰箱速冻。

✅ 山药煮熟蘸糖食，治疗各类肺癌。

✅ 生山药（捣烂）+甘蔗汁：炖

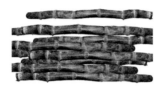

热饮服，治疗肺癌呛咳。

✅ 山药+绿豆：同食调节血糖。

❌ 山药+山楂：同食易致便秘。

❌ 山药+柿子：同食可致胃胀、腹痛、呕吐。

防癌这样吃

山药茯苓糕

原料：山药200克，茯苓100克，红枣20颗，蜂蜜适量。

做法：① 山药洗净，上锅蒸熟，取出去皮，捣烂。

② 红枣洗净，煮熟，去皮、核。

③ 茯苓研为细粉。

④ 取蒸碗一只，放入茯苓粉、枣肉、山药泥，混匀，制成糕坯，上笼蒸熟，出锅前淋上蜂蜜即成。

木耳山药粥

原料：大米100克，山药30克，水发黑木耳20克，葱末、盐、香油各少许。

做法：① 山药去皮洗净，切块；黑木耳洗净，切丝。

② 大米淘洗干净，如常法煮粥，粥将成时入山药块、黑木耳丝。

③ 用小火煮至粥成，入盐、香油、葱末调味即成。

山药炒甜椒

原料：山药300克，红、绿甜椒各1/2个，葱丝、姜丝、白糖、白醋、盐、鸡精、高汤、植物油各适量。

做法：① 山药去皮洗净，切丝；绿、红甜椒洗净，切丝。

② 锅中加水烧沸，入山药丝、甜椒丝焯一下，捞出沥水。

③ 炒锅放油烧热，放入葱丝、姜丝煸香，下山药和双椒丝翻炒至七成熟。

④ 加入高汤、白糖、盐、白醋、鸡精，炒熟即可出锅。

凉拌山药丝

原料：山药500克，水发黑木耳10克，葱丝10克，姜丝8克，盐、醋、白糖、香油各少许。

做法：① 山药去皮洗净，切成细丝，用凉水浸5分钟；黑木耳洗净，切丝。

② 将山药丝、黑木耳丝投入沸水中焯熟，捞出过凉水。

③ 双丝装盘，拌入葱丝、姜丝、盐、香油、醋、白糖即成。

茄子

——营养心血管，抑制肿瘤增殖

防治肿瘤：消化道肿瘤以及癌性出血。

茄子有球形、椭圆形和圆柱形之分，颜色有紫、绿、黄、白等色。肉质软嫩，可随意搭配肉、禽、鱼等食材，做出美味佳肴。富含胡萝卜素、维生素P、胆碱等成分，食用可清热活血，止痛消肿，治疗肠风下血、热毒疮痈、皮肤溃疡。

别名：茄、昆仑瓜、矮瓜。

性味：性凉，味甘。

《滇南本草》：散血，止乳疼，消肿宽肠，烧灰米汤饮，治肠风下血不止及血痔。

归经：入胃、肠经。

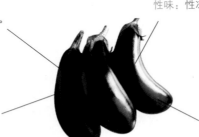

为什么能防癌

1 茄子含有龙葵碱，该成分过量摄入对人体有一定的毒副作用，但如果控制在安全用量之内，却能抑制消化系统肿瘤的增殖。实验显示，茄子汁对肿瘤抑制率为18%。此外，茄子还有清退癌热的作用。

2 茄子是维生素P的"天然储藏室"，每百克紫茄含量达72毫克。维生素P能降低微血管的渗透性及脆性，防治齿龈、鼻、肺、肾等出血症。

3 茄子皮富含B族维生素，具有很强的抗癌活性，效力甚至超过了一些抗癌干扰素。B族维生素与茄肉中的维生素C是一对很好的搭档，相互作用，提升抗癌功效。因此，吃茄子最好别去皮。

用心选购

挑选嫩茄子可凭手感：手握有黏滞感、不光滑的，为嫩茄子；手握有光滑感、表皮发硬的，为老茄子。如果茄皮皱缩、光泽黯淡，表明茄子已经不新鲜。

储藏保鲜

茄子表面有一层蜡质，蜡质如果被破坏，很快会腐烂变质。

切开的茄子易氧化变黑，如果一时吃不完，可将它浸入清水中存放。

✅ 紫茄营养价值最高，食用首选。

✅ 经霜茄子（连蒂）烧存性，研末，用黄酒送服，治疗消化道癌性出血。

✅ 茄子+苦瓜：炒食，降血脂、血糖，防癌。

❌ 紫茄+螃蟹：同食可致胃肠虚滑的人腹泻。

🍚 防癌这样吃

蒜泥茄子

原料：茄子500克，大蒜1头，盐、味精、香油各适量。

做法：① 大蒜剥去皮，洗净，捣成泥。

② 茄子去蒂洗净，剖几刀勿切断，然后上笼蒸20分钟至熟，取出装盘。

③ 将茄子趁热用筷子搅捣成泥状，调入盐、蒜泥、味精和香油，拌匀即成。

什锦素茄丁

原料：茄子300克，红、黄甜椒各50克，胡萝卜、黄瓜各30克，葱末、姜末、蒜末、酱油、盐、白糖、鸡精、水淀粉、植物油各适量。

做法：① 茄子洗净去蒂，切小丁；红甜椒、黄甜椒、胡萝卜、黄瓜分别洗净，切小丁。

② 炒锅放油烧热，入茄丁煎至金黄色，捞出沥油。

③ 锅内留底油少许，下葱末、姜末、蒜末煸香，放入胡萝卜丁、黄瓜丁、红甜椒丁、黄甜椒丁翻炒至断生。

④ 放入茄丁翻炒，以酱油、白糖、鸡精、盐调味，熟后用水淀粉勾芡，出锅即成。

美味茄盒

原料：长茄子400克，猪肉末200克，面粉80克，鸡蛋1枚，姜末、葱末各25克，老抽、生抽、白糖、盐、胡椒粉、植物油各适量。

做法：① 猪肉末放入盆中，打入鸡蛋，加入葱末、姜末、白糖、老抽、生抽、胡椒粉、盐，调打成馅料。

② 面粉加盐、少许水，调成稀面糊。

③ 长茄子去蒂，洗净，切成若干厚片，再将厚片从中间一一剖开，勿完全剖断。

④ 将肉馅分别装入茄夹中，再依次挂上面糊，下油锅炸熟即成。

鱼香茄子

原料：茄子500克，番茄酱15克，郫县豆瓣酱10克，酱油10毫升，醋5毫升，蚝油5毫升，五香粉、干辣椒段、葱末、蒜末、姜末、淀粉、植物油各适量。

做法：① 茄子洗净去蒂，切滚刀块。

② 取碗一只，放入葱末、醋、酱油、番茄酱、五香粉、蚝油、淀粉，兑入水少许，调成鱼香味汁。

③ 炒锅放油烧热，入葱末、姜末、蒜末煸香，放入豆瓣酱、干辣椒段炒出红油，再下茄子炒至变软。

④ 倒入鱼香味汁，炒匀即可出锅。

大白菜 ——通利二便，清肠胃热毒

防治肿瘤：乳腺癌、胃癌、大肠癌等。

白菜富含维生素、钙、磷、钾，并含少量蛋白质、脂肪、碳水化合物，具有益胃生津、清热除烦、利小便、利肠道的食疗价值。冬季气候寒冷多风，人的皮肤变得干燥粗糙，白菜含维生素C、E较多，多食能养颜护肤，更能预防感冒。民间常言：鱼生火，肉生痰，白菜豆腐保平安。

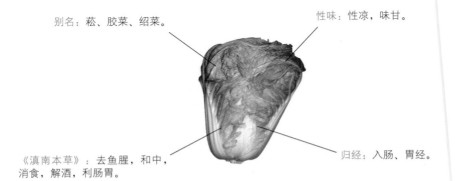

别名：菘、胶菜、绍菜。

性味：性凉，味甘。

《滇南本草》：去鱼腥，和中，消食，解酒，利肠胃。

归经：入肠、胃经。

为什么能防癌

1. 大白菜含有钼、钙、锌等矿物质，食用可辅助分解女性体内促乳腺癌的雌激素，从而降低乳腺癌发病率。美国研究发现，中国、日本的女性患乳腺癌较美国少许多，与冬季常食大白菜有一定的关系。

2. 大白菜中含粗纤维、果胶，能促进肠道蠕动，减少宿便，有清火、利尿、通便之功，有助于防肠癌。

3. 大白菜的维生素C含量是苹果的5～7倍，并含有少量的钼元素，这两者均能对抗致癌物亚硝胺，降低胃、食管部位的细胞癌变。

4. 大白菜含热量极少，含钠也较少，常食除可减轻心脏负担之外，还有利于中老年人减肥。肥胖恰恰是多种恶性肿瘤的重要诱因之一。

用心选购

优质白菜外表干爽无泥，色泽鲜爽，无黄叶、烂叶；包心紧实，心部不腐烂；无虫咬痕。

储藏保鲜

冬季室温较高，白菜易脱水，可用保鲜膜或塑料袋包裹，放入冰箱冷藏保鲜。

食用宜忌

✅ 白菜烹调时加醋，可减少营养素流失。

✅ 白菜心+芥末：烹制芥末菜心食用，治疗睾丸癌胸闷痰多、食欲不振。

✅ 白菜+黄芪+柚肉：煮食，治疗肺癌咳嗽。

✅ 白菜+豆腐：同食祛火清热。

❌ 常食隔夜的炒白菜可致癌。

🍚 防癌这样吃

糖醋三丝

原料：大白菜心200克，雪花梨250克，山楂糕50克，盐、白糖、醋、香油各适量。

做法：① 大白菜心洗净，切成丝，用盐拌匀腌渍一下。

② 雪花梨去皮、核，切成丝；山楂糕切成粗丝。

③ 白菜丝装盘，上面码放梨丝、山楂糕丝。

④ 炒锅烧热，放入白糖、醋，加水少许熬化，离火晾凉后浇在三丝上，淋上香油即成。

酸辣白菜

原料：大白菜嫩叶300克，干红辣椒2个，白醋20毫升，香油、白糖、姜末、盐各适量。

做法：① 大白菜叶洗净，切成长5厘米、宽3厘米的片，用沸水焯熟，捞出沥水。

② 干红辣椒去蒂，切细丝。

③ 白菜片晾凉后装盘，撒少许盐腌20分钟，倒掉多余的汁水，调入白糖、白醋、姜末。

④ 炒锅放入香油烧热，入辣椒丝炸香，起锅倒在白菜上，拌匀即成。

白菜粉条炖豆腐

原料：大白菜500克，粉条100克，豆腐400克，葱末、姜末、料酒、盐、味精、植物油、香油各适量。

做法：① 豆腐洗净，切成条；大白菜洗净，切成片。

② 粉条用温水泡软，切段。

③ 炒锅放油烧热，下葱末、姜末煸香，加水适量，放入豆腐条，加料酒、盐、味精，再放入白菜、粉条。

④ 炖至白菜、粉条熟软时，淋入香油即成。

白菜肉丝

原料：猪瘦肉150克，大白菜心200克，红椒50克，鸡蛋1枚，水淀粉、白糖、酱油、盐、植物油各适量。

做法：① 大白菜心洗净，沥水，切成细丝；红椒洗净，去蒂、子，切细丝。

② 猪肉洗净，切丝，用鸡蛋清抓匀。

③ 炒锅放油烧热，入肉丝滑炒至变色，下大白菜丝、红椒丝共炒。

④ 调入盐、酱油、白糖，出锅前用水淀粉勾芡即成。

卷心菜 ——修补黏膜，呵护胃肠道

卷心菜属十字花科植物甘蓝的变种，外观脆嫩细腻，色泽素雅，颇受大众欢迎。营养十分全面，维生素C、维生素B$_6$、叶酸和钾等含量胜过许多蔬果，而且除不含脂肪外，热量还非常低。经常食用，补骨髓，润脏腑，益心力，壮筋骨，清热止痛。

别名：洋白菜、圆白菜、包菜。

性味：性平，味甘。

《千金食治》：久食大益肾，填髓脑，利五脏，调六腑。

归经：入脾、胃经。

为什么能防癌

1 卷心菜富含维生素U，这种维生素能促进胃肠道黏膜创伤面的修补和愈合，防止炎症诱发细胞癌变，预防胃癌、食管癌等效果好。治疗胃肠炎、胃癌时有疼痛，卷心菜榨汁喝即见效。

2 微量元素钼在卷心菜中含量较多，它参与人体内许多酶的生成，阻断强致癌物亚硝胺的形成，与卷心菜中的维生素C、叶酸等联合作用，有效地抑制食管癌和胃癌的形成。

3 卷心菜含异硫氰酸酯类化合物，是一种致癌物抑制剂，预防乳腺癌、肺癌、肠癌、膀胱癌的效果尤其显著。

用心选购

先看叶片：卷心菜叶片呈绿色、有光泽的质优，叶片色白、有虫咬、开裂的质差。

再掂重量：结球紧密、结实，上手掂有分量的品质好。

储藏保鲜

用保鲜膜将卷心菜包裹，放入冰箱冷藏。

✅ 清洗卷心菜时应将每层叶片剥下，一一洗净。

✅ 卷心菜生吃防癌效果好，熟吃时营养素流失，防癌效果差。

✅ 卷心菜+米：煮饭，适用于前列腺癌初期。

✅ 卷心菜+番茄：同食防癌，促进心血管健康。

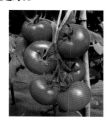

🍲 防癌这样吃

手撕包菜

原料：卷心菜350克，猪五花肉100克，干红辣椒4个，蒜末、姜末、蚝油、生抽、花椒油、植物油各适量。

做法：① 卷心菜洗净，沥水后撕成小块；干红辣椒切成段。

② 猪五花肉洗净，切成薄片。

③ 炒锅放油烧热，入五花肉片炒至变色，再入干辣椒段、姜末、蒜末煸香。

④ 放入卷心菜，加盐、蚝油、生抽，炒至菜变软，淋入花椒油即成。

奶焖卷心菜

原料：卷心菜350克，牛奶100毫升，面包渣30克，黄油15克，白糖、盐各少许。

做法：① 卷心菜洗净，沥水后剁碎。

② 锅置火上，倒入牛奶，调入白糖、盐，煮至沸。

③ 放入卷心菜，加水适量，用小火焖煮30~40分钟，捞入盘中。

④ 取平底锅置火上，倒入黄油，油热时下面包渣，炒至黄色时出锅，撒在卷菜上即成。

奶油卷心菜沙拉

原料：卷心菜350克，番茄1个，黄瓜1/2根，洋葱1/2个，白糖、盐、黑胡椒粉、蛋黄酱各适量。

做法：① 卷心菜洗净，沥水后切成小块。

② 番茄、黄瓜、洋葱分别洗净，切成小块。

③ 所有蔬菜放入大碗中，入调料拌匀即成。

凉拌卷心菜

原料：卷心菜300克，水发黑木耳50克，蒜末、生抽、白糖、醋、盐各适量。

做法：① 卷心菜洗净，沥水后切成细丝；水发黑木耳洗净，切丝。

② 卷心菜丝、黑木耳丝分别入沸水焯烫，捞出沥水，装盘。

③ 放入所有调料，稍拌即成。

白萝卜 ——消食顺气，让人体巨噬细胞更具活力

白萝卜四季均产，唯冬季产者最佳。生食、熟食皆宜，略带辛辣味，含芥子油、淀粉酶、膳食纤维及多种维生素，具有清热生津、凉血止血、下气宽中、消食化滞、顺气化痰的食疗价值，对急慢性咽炎、感冒咳嗽有很好的缓解作用。正如百姓所说："冬吃萝卜夏吃姜，不劳医生开药方。"

别名：莱菔、萝白。

性味：性凉，味甘、辛。

《日用本草》：宽胸膈，利大小便。熟食之，化痰消谷；生啖之，止渴宽中。

归经：入肝、胃、肺、大肠经。

为什么能防癌

1 白萝卜含有大量的维生素A和维生素C，每百克白萝卜含维生素C达33毫克，是桃、苹果的6～8倍。二者均为抗癌维生素，保持细胞间质的必需物质，作用于细胞，预防细胞氧化突变，甚至将突变的细胞逆转为正常细胞。

2 白萝卜含有一种糖化酵素，能分解食物中的致癌物亚硝胺，大幅降低细胞癌变的可能性。

3 白萝卜中有较多的粗纤维——木质素，它进入人体后激活免疫系统，增加巨噬细胞的活力，吞噬癌细胞的活性增加2～4倍。木质素还能破坏癌细胞遗传基因中的DNA，令癌细胞坏死。

用心选购

白萝卜宜选根形圆整、表皮光滑、个头中等的；用手掂一下，分量重的是实心的；萝卜皮出现半透明的斑块，说明已失新鲜，或受冻。

储藏保鲜

去掉萝卜缨，覆上保鲜膜，放冰箱冷藏，温度控制在0℃～5℃，可保白萝卜新鲜，不糠心。

食用宜忌

✅ 白萝卜生食防癌效果更好。

✅ 白萝卜汁+蜂蜜：同食治疗食管癌、贲门癌吞咽不顺。

✅ 白萝卜汁+黄酒：饮服，治疗鼻咽癌鼻塞、痰涎多。

❌ 白萝卜+橘子：同食易诱发甲状腺肿。

❌ 白萝卜+人参：二者相克，降低人参的补益功效。

🍲 防癌这样吃

萝卜排骨汤

原料：猪大排400克，白萝卜400克，虾米5个，葱段、姜片、盐、料酒、鸡精各适量。

做法：① 猪排骨下冷水锅，大火煮沸，捞出，用水冲去浮沫。

② 白萝卜洗净，去皮，切滚刀块；开洋洗净。

③ 取一只砂锅，放入排骨、虾米，加水用大火烧沸，撇去浮沫，放入葱段、姜片、料酒，改小火炖1小时。

④ 放入萝卜块，炖至萝卜软烂，入盐、鸡精调味即成。

白萝卜丸

原料：白萝卜250克，鸡蛋2枚，葱末、姜末各25克，花椒盐、胡椒粉各15克，淀粉、味精、盐、酱油、植物油各适量。

做法：① 白萝卜洗净，去皮，先切成细丝，再用刀剁碎；鸡蛋磕入碗中，打成蛋液。

② 白萝卜碎放入大碗中，加入葱末、姜末、酱油、盐、胡椒粉、鸡蛋液、淀粉、味精，拌成馅料。

③ 将萝卜馅料用手挤成一个个蛋黄大小的丸子生坯，下油锅中炸黄。

④ 将萝卜丸装盘，随带花椒盐沾食。

鲫鱼萝卜豆腐汤

原料：鲫鱼2条（重约500克），白萝卜50克，豆腐100克，枸杞10克，葱段、姜片、香菜、白胡椒粉、盐、鸡精、植物油各适量。

做法：① 鲫鱼宰杀干净；白萝卜洗净，切成丝；豆腐切片；枸杞用温水泡软。

② 炒锅放油烧热，下鲫鱼煎至两面金黄色。

③ 往锅中依次加入葱段、姜片、热水、白胡椒粉，先用大火沸煮15分钟，再转中小火煮20分钟。

④ 放入豆腐片、白萝卜丝、枸杞、鸡精煮15分钟，调入盐、香菜即成。

凉拌白萝卜

原料：白萝卜300克，香菜20克，红椒1个，醋、白糖、盐、香油、植物油各适量。

做法：① 白萝卜洗净，去皮，切成极细丝，用盐腌10分钟，挤干水分。

② 红椒去蒂，洗净，切细丝；香菜洗净，切寸段。

③ 白萝卜丝、香菜段、红椒丝共置碗中，调入盐、白糖和醋。

④ 炒锅放油烧热，浇在萝卜丝上，再淋少许香油即成。

胡萝卜 ——健胃养肝，抑制癌细胞增殖

胡萝卜质脆味美，有特殊的甜味，炒食、煮食、生吃、酱渍、腌制样样皆可，含有丰富的胡萝卜素、维生素C和B族维生素等营养成分。中医认为，胡萝卜具有补益中气、健胃消食、壮元阳、安五脏的食疗价值，可辅助治疗消化不良、久痢、咳嗽、夜盲症，被誉为"东方小人参"。

别名：黄萝卜、番萝卜、丁香萝。

性味：性平，味甘。

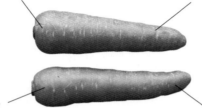

《日用本草》：宽中下气，散胃中邪滞。

归经：入脾、肺经。

为什么能防癌

1 胡萝卜对癌细胞抑制率约为47%，与它富含胡萝卜素有关。胡萝卜含α-胡萝卜素、β-胡萝卜素，它们能提高机体免疫力，清除自由基，抑制癌细胞增殖，尤其对肺癌、胃癌、食管癌、肠癌、乳腺癌的效果明显。α-胡萝卜素的抗癌能力超过β-胡萝卜素。

2 胡萝卜含有植物纤维，吸水性强，刺激肠道增强蠕动，通便防癌。

用心选购

胡萝卜应选表皮光滑、未破损，形体细小，颜色深的。颜色越深，含胡萝卜素越多。

储藏保鲜

将胡萝卜"头部"切掉，放冰箱冷藏，能保存数天不糠心。

食用宜忌

✅ 胡萝卜+肉类：炒食，有助于人体吸收抗癌成分胡萝卜素。

✅ 胡萝卜+卷心菜：拌食，适用于胃癌康复期。

✅ 胡萝卜+卷心菜+莴笋：拌食，治疗膀胱癌尿血、尿频。

❌ 胡萝卜+白萝卜：胡萝卜中的酶素将破坏白萝卜中的维生素C。

❌ 胡萝卜一次食用过多可致皮肤变黄。

胡萝卜荸荠煲甘蔗

原料：胡萝卜250克，荸荠250克，甘蔗250克。

做法：① 胡萝卜去皮，洗净，切小段。

② 荸荠洗净，去皮，切成两半。

③ 甘蔗去皮，洗净，切成小段。

④ 上述食材一起入锅，加水适量，先用大火煮沸，再改用小火煮1小时即成。

红薯拌胡萝卜

原料：红薯100克，胡萝卜50克，盐、白糖、鸡精、香油各适量。

做法：① 胡萝卜去皮，洗净，切成细丝；红薯洗净，去皮，切成丝。

② 将红薯丝和胡萝卜丝倒入沸水锅中，焯一两分钟至熟，捞出沥干水分，装盘。

③ 以盐、白糖、鸡精、香油调味，拌匀即成。

胡萝卜炒鸡蛋

原料：胡萝卜300克，鸡蛋2枚，姜末、葱末、盐、植物油各适量。

做法：① 胡萝卜去皮，洗净，切成细丝。

② 鸡蛋磕入碗中，打成蛋液。

③ 炒锅放油烧热，倒入鸡蛋液炒熟，出锅。

④ 炒锅再次放油少许，入姜末、葱末煸香，投入胡萝卜丝炒透，倒入鸡蛋翻炒两下，以盐调味即成。

胡萝卜爆肉丁

原料：猪瘦肉100克，胡萝卜300克，甜面酱15克，酱油、料酒、盐、白糖、味精、淀粉、植物油各适量。

做法：① 猪肉洗净，切成肉丁，用淀粉、盐上浆；胡萝卜去皮，洗净，切成丁。

② 取碗一只，放入甜面酱、酱油、白糖、盐、味精、料酒、淀粉及少许水，调成芡汁。

③ 炒锅放油烧热，倒入猪肉丁滑透，盛出；胡萝卜丁入油锅炸熟。

④ 炒锅留底油少许，下芡汁熬至浓稠，下胡萝卜、猪肉丁，翻炒均匀即成。

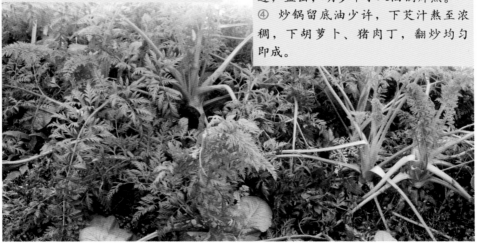

大蒜 ——广谱抗生素，防胃癌有奇效

防治肿瘤：胃癌、食管癌、肺癌、直肠癌、脑癌等。

大蒜为百合科蔬菜，辛辣味十足，不仅能解鱼肉腥膻气，还具有消炎止痛、驱虫杀菌、健胃消积的食疗价值，被誉为"济世良药"。古代行军打仗，用大蒜疗伤杀菌，作用如现代的抗生素。每天吃几瓣大蒜，人的心血管系统获益匪浅，能起到降血压、降血脂的功效。大蒜还是一种理想的防癌抗癌食品，直接生食或做调味品皆可。

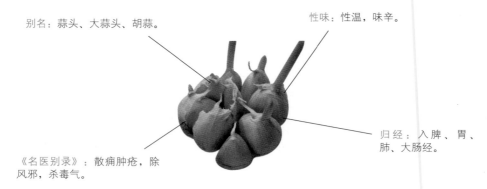

别名：蒜头、大蒜头、胡蒜。

性味：性温，味辛。

归经：入脾、胃、肺、大肠经。

《名医别录》：散痈肿疮，除风邪，杀毒气。

为什么能防癌

1 大蒜被称为"植物中的青霉素"，含有的大蒜素成分杀菌效果惊人，对痢疾杆菌、结核杆菌、脑膜炎双球菌等病菌均有杀伤，也能杀灭阴道滴虫和阿米巴原虫。常食大蒜，如烧菜时加点蒜末炝锅，或出锅前撒点蒜末提味，可以显著降低由慢性病菌感染引起的炎症、癌症。

2 大蒜中含强抗氧化剂槲黄素。槲黄素能抑制多种致癌物质，防止它们对细胞DNA的损害，抑制刺激肿瘤生长的酶分泌。

3 大蒜中含硒和锗，硒除了能调节胰岛素的合成，减轻糖尿病症状外，还能抑制癌细胞生成，阻止它们分裂与增殖。锗则能激发人体免疫细胞活性，杀死癌变细胞。

用心选购

大蒜有白皮、紫色两种，紫皮较好。新出土的大蒜容易发霉，不宜购买。

储藏保鲜

大蒜晾干，放在阴凉通风处即可。

✅ 大蒜+醋：同食提高杀菌抗病能力。

✅ 蒜泥+白切羊肉：拌食，治疗卵巢癌术后阳虚。

✅ 蒜泥+熟猪肉片：蘸酱油食用，治疗胃癌体虚或术后康复。

✅ 大蒜泥+薤菜+胡椒粉：煮粥食，治疗食管癌胸背疼痛。

❌ 空腹食大蒜易引起胃炎。

❌ 过量食用大蒜可致眼疾，民间有"大蒜百益而独害目"之说。

🍲 防癌这样吃

糖醋蒜

原料：大蒜800克，醋400毫升，酱油400毫升，白糖50克，花椒5克。

做法：① 大蒜剥去皮，放入水里浸泡7天，每天换水1次，尔后捞出晾晒，晾至表皮起皱纹时装坛。

② 将白糖、醋、酱油、花椒调成汁，倒入坛内，密封1个月即成。

蒜泥马齿苋

原料：马齿苋300克，大蒜20克，朝天椒2个，生抽、醋、花椒油、香油各适量。

做法：① 马齿苋洗净，用沸水焯熟，捞出用凉水过凉，挤干水分装盘。

② 大蒜拍碎，堆放在马齿苋上。

③ 朝天椒洗净，切圈，放热油锅中炸香，浇在蒜末上。

④ 拌入其他调料即成。

蒜香菠菜

原料：菠菜400克，大蒜5瓣，盐、植物油各适量。

做法：① 菠菜去根、老叶，清洗干净，沥干水分。

② 大蒜剁成末。

③ 炒锅放水烧沸，放油、盐少许，放入菠菜焯熟，捞出沥水，装盘摆匀。

④ 炒锅放油烧热，入蒜末煸香，加水少许，入盐调味，烧沸后起锅浇在菠菜上即成。

大蒜烧黄花鱼

原料：黄花鱼1条，大蒜50克，葱段10克，姜片10克，酱油、白糖、料酒、盐、植物油各适量。

做法：① 黄花鱼宰杀干净，在鱼身上划三刀，用盐、酱油、料酒腌15分钟。

② 大蒜入油锅炒至黄，出锅备用。

③ 黄花鱼入热油锅，用中小火煎至两面呈黄色。

④ 放入大蒜及其他调料，炖至鱼肉入味即成。

海带 ——软坚散结，防甲状腺癌首选

防治肿瘤：甲状腺癌、胰腺癌、乳腺癌、卵巢癌、直肠癌等。

海带富含氨基酸、膳食纤维、碘、钙、铁等多种营养成分，对人体补益作用甚大，有"长寿菜"之誉。干品表面附着一层白霜——甘露醇，其是一种药用成分，能降低血压、利尿和消水肿。常食海带能软坚化痰，祛湿止痒，清热行水，治疗甲状腺肿、噎膈、疝气、睾丸肿痛、水肿等诸症。

别名：海带菜、昆布。

性味：性寒，味咸。

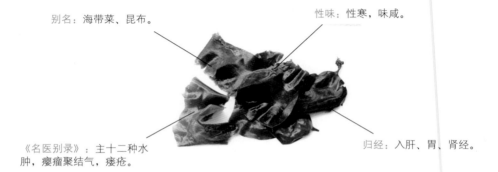

《名医别录》：主十二种水肿，瘿瘤聚结气，瘘疮。

归经：入肝、胃、肾经。

为什么能防癌

1 海带的碘含量为百菜之首，每百克含10.5毫克，而成年人每天所需碘量仅为0.15毫克。碘是人体合成甲状腺素的原料，人体缺碘可诱发甲状腺肿大、甲状腺癌。

碘还可以减少女性体内雌激素分泌，纠正内分泌失调，降低卵巢癌、乳腺癌的发病率。用海带煮汤喝或做菜食，即可防癌抗癌。

2 海带所含膳食纤维主要为岩藻多糖，含量超过一半。岩藻多糖能控制餐后血糖的升高，清除肠道内废物和毒素，预防便秘、直肠癌。

用心选购

湿海带：选整齐干净，无杂质、异味的；如有异味，可能经过甲醛保鲜处理。

干海带：表面有白霜，叶子肥厚宽大，色浓绿或紫中微黄，无杂质、无霉变的为优。

储藏保鲜

已发好的海带，装入塑料袋中，放进冰箱冷冻。

干品放通风干燥处。

✅ 海带含有砷等毒素，食前应用清水浸泡12～24小时除毒。

✅ 海带+肉：煮食，防治纵隔肿瘤、乳腺癌。

✅ 海带+小麦：煎水喝，防治多种肿瘤。

❌ 甲亢患者忌食海带。

❌ 海带+茶：茶中鞣酸成分影响人体对海带中铁元素的吸收。

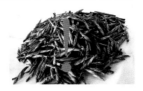

🍲 防癌这样吃

凉拌三丝

原料：水发海带200克，青椒50克，红椒50克，酱油、醋、白糖、盐、姜末、熟芝麻、辣椒粉、香油各适量。

做法：① 海带洗净，切成细丝，入沸水中煮2分钟，捞出过凉水，沥水装盘。

② 青椒、红椒分别洗净，去蒂、子，切成丝，用沸水焯一下，捞出过凉水，码放到海带丝上面。

③ 放入盐、酱油、醋、白糖、姜末、辣椒粉和香油，拌匀即成。

五花肉烧海带

原料：猪五花肉500克，水发海带200克，酱油、料酒、白糖、盐、葱段、姜块、大茴香、植物油各适量。

做法：① 五花肉洗净，切成2～3厘米见方的小方。

② 海带洗净，入沸水中煮15分钟，捞出，切成菱形片。

③ 炒锅放油烧热，放入白糖炒成金黄色，投入五花肉块、大茴香、葱段、姜块煸炒，直至五花肉块上好糖色。

④ 倒入海带，调入酱油、料酒和盐翻炒片刻，加水烧沸，转用小火炖至猪肉熟烂即成。

番茄海带汤

原料：水发海带250克，番茄汁50毫升，鲜柠檬2个，奶油50克，酱油、盐、高汤各适量。

做法：① 海带洗净，切成细丝；柠檬挤汁备用。

② 汤锅倒入高汤烧沸，入海带丝沸煮5分钟。

③ 往锅中放入奶油、酱油、盐、鲜柠檬汁、番茄汁，煮沸即成。

蒜泥海带丝

原料：水发海带350克，大蒜30克，酱油、盐、鸡精、香油各适量。

做法：① 海带洗净，切成丝。

② 锅中加水烧沸，放入海带丝煮至熟软，捞出过凉水，沥水装盘。

③ 大蒜拍成碎末，放入碗中，加入盐、鸡精、酱油、香油调成蒜泥汁。

④ 将蒜泥汁浇在海带丝上，拌匀即成。

黑木耳 ——人体垃圾清道夫，多糖体抗癌

防治肿瘤：大肠癌、肺癌、宫颈癌、阴道癌等。

黑木耳是著名的山珍，营养丰富，含蛋白质、碳水化合物、钙、磷、铁等成分，有"菌中之冠"的美誉。既可单独食用，或搭配肉类、蔬菜，味道鲜美，具有补气润肺、养血止血、降压抗癌的食疗价值。

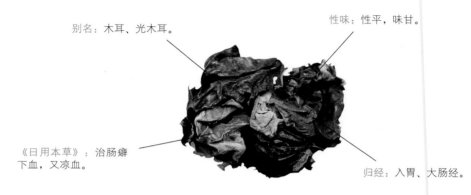

别名：木耳、光木耳。

性味：性平，味甘。

《日用本草》：治肠癖下血，又凉血。

归经：入胃、大肠经。

为什么能防癌

1 黑木耳中的多糖体是重要的防癌抗癌成分，对人体免疫功能有促进作用，具有显著的抗肿瘤活性。例如：取10克黑木耳水煎服，可治疗宫颈癌、阴道癌。

另外，黑木耳还能促进胃溃疡的愈合，预防炎症部位癌变。

2 黑木耳含丰富的胶质成分，其具有很强的"吸尘"作用，可将进入人体内的灰尘、金属粒等异物包裹起来，清理掉。从事矿石开采、冶金行业的工人，应常食黑木耳，排毒防癌。

用心选购

优质黑木耳乌黑光润，背面略呈灰白色，体轻肉厚，嗅之有清香之气；劣质黑木耳多呈褐色，体重肉薄，嗅之有霉味或其他异味。黑木耳入口如有咸、甜、涩等味道，多掺有杂质，不要购买。

储藏保鲜

干品：放在通风、干燥、凉爽的地方，避免阳光长时间照射，远离气味较重的食物，防串味。

鲜品：放冰箱冷藏，温度2℃～4℃可短期保存。

食用宜忌

☑ 黑木耳干品用凉水或温水泡发，勿用沸水。

☑ 黑木耳+海参：二者焙干研末服，治疗肠癌便血。

☑ 黑木耳+柿饼：煮食，治疗大肠癌下血。

☑ 黑木耳+银耳：炒食，治疗各类肺癌体虚。

☑ 黑木耳+红枣：煎水服，治疗癌性贫血。

☒ 黑木耳+茶：降低人体对木耳中铁元素的吸收。

防癌这样吃

西葫芦木耳炒鸡蛋

原料：水发黑木耳150克，西葫芦200克，鸡蛋2枚，生抽、盐、葱末、蒜末、植物油各适量。

做法：① 西葫芦洗净，切成片；黑木耳洗净，撕成小朵；鸡蛋磕入碗中，打成蛋液。

② 炒锅放油烧热，倒入蛋液炒熟。

③ 锅中再次放油，下葱末、蒜末煸香，倒入西葫芦片用大火翻炒，放入黑木耳翻炒，加生抽、盐调味。

④ 倒入炒好的鸡蛋，翻炒几下，出锅即成。

蒜泥木耳

原料：水发黑木耳300克，蒜末10克，香菜10克，醋10毫升，盐、白糖、辣椒油、味精、芝麻各少许。

做法：① 黑木耳洗净，撕成小朵；香菜择洗干净，切段。

② 取小碗一只，放入所有调料制成味汁。

③ 锅内加水烧沸，放入黑木耳焯一下，捞出沥水，装盘。

④ 往盘中浇入味汁，撒上香菜段，拌匀即成。

莴笋木耳炒虾仁

原料：鲜虾250克，莴笋150克，黑木耳20克，盐、料酒、淀粉、姜丝、蒜末各少许，植物油适量。

做法：① 鲜虾剥壳，挑去虾线，将虾仁洗净，用盐、料酒、淀粉拌匀。

② 莴笋去皮，洗净，切片；黑木耳洗净，用温水泡发，撕成小朵。

③ 炒锅放油烧热，倒入虾仁快速翻炒至变色，盛出待用。

④ 炒锅再次放油烧热，入姜丝煸香，倒入莴笋片、黑木耳翻炒，入盐调味，倒入虾仁翻炒两下，以淀粉勾芡，撒入蒜末，出锅即成。

木耳番茄豆腐汤

原料：黑木耳15克，豆腐100克，番茄100克，姜末3克，盐5克，胡椒粉2克，植物油适量。

做法：① 黑木耳用温水泡发，撕成小朵；番茄洗净，去蒂，切成小块。

② 豆腐洗净，切成1厘米见方的小块。

③ 炒锅放油烧热，入姜末煸香，放入番茄翻炒，倒入适量水煮沸。

④ 黑木耳、豆腐块入锅，沸煮5分钟，入盐、胡椒粉调味即成。

大葱 ——含多种防癌成分，发汗杀菌

防治肿瘤：胃癌、食管癌、口腔癌、大肠癌、前列腺癌等。

大葱既是调味品，又是著名的抗癌蔬菜，可炒食、生食。含特殊的挥发油和辣素，能刺激唾液和胃液分泌，促进人的食欲。中医认为，大葱具有利肺通阳、发汗解表、通乳止血、定痛疗伤的食疗价值，可治疗便秘、感冒等疾病。

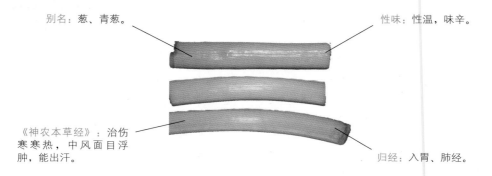

别名：葱、青葱。

性味：性温，味辛。

《神农本草经》：治伤寒寒热，中风面目浮肿，能出汗。

归经：入胃、肺经。

为什么能防癌

1 葱味辛辣，原因是含有挥发油、辣素成分。这两种成分具有发汗的作用，可助人体通过汗液排毒；又具有刺激唾液、胃液分泌的功能，继而杀灭更多的进入胃肠的细菌，如大肠杆菌，降低消化道因炎性病变引发的癌症。

2 葱含有维生素C、维生素A、钙、硒等抗癌营养成分，维生素C防胃癌效果最突出；维生素A则可修复上皮黏膜细胞，预防食管、口腔、肺、胃等黏膜细胞的癌变；硒能防治多种肿瘤，如前列腺癌。葱利尿，取葱叶一把，加油、盐炒食，治疗前列腺癌小便不通。

用心选购

大葱宜选葱杆笔直的，不选弯的；用手捏葱白，有硬实感，说明葱新鲜。

储藏保鲜

去掉葱须上的泥土，于通风、见光处晾晒除潮湿气，之后打捆，存放阴凉处即可。

食用宜忌

✅ 油爆葱白+蔬菜：炒食，治疗膀胱癌尿频或排尿不畅。

✅ 蛤蜊+葱+姜：水煎取汁煮粥，治疗甲状腺癌。

❌ 过多食用生葱损伤视力。

❌ 体虚、多汗的人食葱会出更多汗，身体更虚。

葱爆羊肉

原料：羊腿肉200克，大葱200克，蒜末、料酒、酱油、醋、花椒粉、盐、香油、植物油各适量。

做法：① 羊腿肉洗净，去筋，切成大薄片。

② 大葱去葱须、外皮，洗净，切滚刀块。

③ 羊肉片、大葱块放入碗中，用酱油、盐、料酒、花椒粉、植物油腌渍入味。

④ 炒锅放油烧热，入蒜末煸香，倒入羊腿片、大葱段爆炒，熟后淋入香油、醋，出锅即成。

葱肉香包

原料：面粉400克，猪肉300克，大葱200克，干酵母5克，生抽、盐、植物油、香油各适量。

做法：① 面粉、酵母共置面盆中，加水适量，和成面团，饧10分钟。

② 猪肉洗净，剁成肉馅；大葱去掉葱须、外皮，洗净，剁成葱末。

③ 猪肉馅、葱末倒入馅料盆中，加生抽、盐、植物油、香油调打成馅料。

④ 将饧好的面团擀成若干张面皮，包入肉馅，做成包子生胚，上锅蒸熟即成。

大葱烧豆腐

原料：豆腐500克，大葱200克，盐、生抽、植物油各适量。

做法：① 豆腐洗净，切成块，用沸水焯一下。

② 大葱去葱须、外皮，洗净，切成滚刀块。

③ 炒锅放油烧热，放大葱煸至软，倒入豆腐块共炒。

④ 调入盐、生抽，淋入少许水，烧至豆腐入味即成。

凉拌大葱

原料：大葱300克，红辣椒1个，盐、五香粉、鸡精、生抽、香油各适量。

做法：① 大葱去掉葱须、外皮，洗净，切成丝。

② 红辣椒洗净，切成小段。

③ 葱丝、辣椒段共置盘中，放入各种调料，拌匀即成。

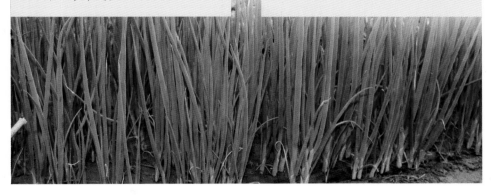

菜花
——润肺健脾胃，世界公认的抗癌蔬菜

防治肿瘤：前列腺癌、乳腺癌、消化道癌症等。

菜花富含维生素和矿物质，维生素C含量是莴笋的6倍，钾含量是冬瓜的5倍，钾可以降血压、调节心律。西方人把菜花誉为"贫困者的医生""天赐的良药"，有润肺止咳、生津利喉、健脾和胃的食疗价值。现代研究证明，菜花中含有多种防癌成分，对癌细胞的抑制率高达90.8％。平日常食菜花，即可预防前列腺癌、大肠癌、乳腺癌。

别名：花菜、椰菜花、花椰菜。

性味：味甘，性凉。

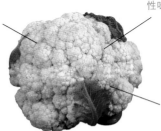

归经：入胃、肝、肺经。

为什么能防癌

1 菜花含强力抗癌物质槲皮酮，它能使许多致癌物失去活性，抑制恶性肿瘤生长。槲皮酮还具有抗菌、抗炎、抗病毒等作用。

2 菜花含吲哚化合物，主要成分是二硫酚酸酮，具有抗癌作用。实验表明，这些成分可提高肝脏、小肠黏膜中的芳烃羟化酶的活性，减少胃肠癌和呼吸道肿瘤的发病率。

3 菜花富含维生素C、维生素B$_1$、维生素B$_2$等成分，可增强肝脏的解毒能力，提高机体的免疫力，防癌抗癌作用不可小觑。

用心选购

菜花应选花球紧密，表面颜色不深、无黑斑的。叶子枯黄、发蔫的，说明已不新鲜。

储藏保鲜

菜花去掉部分叶子，只留2~3片，用保鲜膜包裹，放冰箱冷藏。处理过程中，忌让菜花沾水。

食用宜忌

✅ 菜花表面易残留农药，烹饪前需泡洗。

✅ 菜花汁+蜂蜜：煮食，防治肺癌、肺结核。

✅ 菜花+番茄：同食防癌抗癌效果提高。

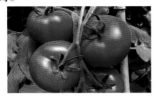

❌ 菜花长时间水煮或炒制可造成维生素大量流失。

❌ 菜花+猪肝：同食，菜花中的维生素C将被破坏。

🍲 防癌这样吃

香菇烧菜花

原料：菜花250克，香菇15克，鸡汤200毫升，水淀粉、味精、葱、姜、盐、鸡油、植物油各适量。

做法：① 菜花掰成小朵，洗净，用沸水焯熟，捞出备用；香菇水发好后，洗净。

② 炒锅放油烧热，入葱末、姜末煸香，再放入鸡汤、盐、味精，烧沸。

③ 往锅中放菜花、香菇，用小火煮至入味，淋入水淀粉、鸡油，翻匀即成。

番茄炒菜花

原料：菜花350克，番茄50克，葱末、姜末、料酒、醋、白糖、盐、味精、水淀粉、植物油各适量。

做法：① 菜花掰成小朵，洗净，用沸水焯熟，捞出过凉水。

② 番茄洗净，去蒂，切成小块。

③ 炒锅放油烧热，入葱末、姜末煸香，烹入料酒，加入白糖、盐、醋、番茄块、菜花略炒。

④ 加水少许烧沸，用水淀粉勾芡，出锅即成。

菜花鸡片

原料：菜花150克，鸡胸肉50克，火腿30克，料酒、水淀粉、葱末、盐、生姜汁、植物油各适量。

做法：① 菜花掰成小朵，洗净，调入生姜汁、料酒、盐、淀粉，腌渍入味。

② 鸡胸肉洗净，切成小方块。

③ 火腿切成鸡肉大小的块。

④ 炒锅放油烧热，放入葱末、鸡肉、火腿、菜花翻炒，将熟时入盐、酒、味精调味，出锅前用水淀粉勾芡即成。

菜花炒牛肉

原料：牛肉200克，菜花150克，胡萝卜100克，姜末、蒜末、盐、料酒、酱油、水淀粉、白糖、植物油各适量。

做法：① 菜花掰成小朵，洗净，焯水后沥干，胡萝卜洗净，去皮，切片。

② 牛肉洗净，切薄片，用盐、料酒、酱油腌渍10分钟。

③ 炒锅放油烧热，入牛肉片滑炒至变色，捞出沥油。

④ 炒锅留底油少许，入姜末、蒜末煸香，倒入胡萝卜片翻炒，再放入牛肉片，烹入料酒，最后加入菜花、盐、酱油、白糖翻炒，用水淀粉勾芡，出锅即成。

番茄——番茄红素抗氧化，炒食抗癌效力倍增

防治肿瘤：消化道癌症、乳腺癌、皮肤癌、胰腺癌、肺癌等。

番茄汁多利口，酸中带甜，生吃、炒菜、榨汁、做酱皆宜，被称为"蔬菜中的水果"。营养全面，含蛋白质、有机酸以及多种维生素、矿物质，一人每天吃百克番茄，可满足身体基本营养需求。常吃番茄，可抑制多种恶性肿瘤。

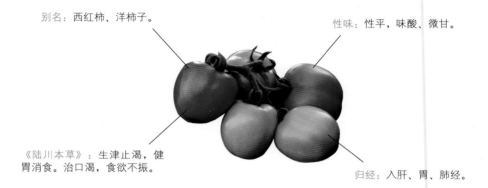

别名：西红柿、洋柿子。

性味：性平，味酸、微甘。

《陆川本草》：生津止渴，健胃消食。治口渴，食欲不振。

归经：入肝、胃、肺经。

为什么能防癌

1 番茄含番茄红素，番茄表面颜色越红，番茄红素含量越高。番茄红素具有独特的抗氧化能力，可清除人体内的自由基，预防心血管病变，更能降低胰腺癌、肠癌、乳腺癌、口腔癌、肝癌、肺癌等发生，阻止前列腺癌变。例如，将番茄切片吃，适用于预防胃癌或胃癌康复期。

2 番茄吃起来味酸，是因为含大量的苹果酸、柠檬酸等有机酸的缘故。这些有机酸可促进胃液分泌，消化脂肪和蛋白质，呵护胃肠道健康，减少细胞突变。

3 番茄含维生素A、维生素C、胡萝卜素、烟酸等，它们联合作用，有抗衰、护肤、美容之功，能防治真菌感染、感染性皮肤病，也能抵御夏日太阳紫外线对皮肤的伤害，降低皮肤癌的患病率。

用心选购

人工催熟的番茄最好别买，这类番茄特点是：果形不圆，多呈菱形；番茄果肉内部少汁、无子，或子是绿色；果肉入口硬、发涩。

储藏保鲜

番茄属后熟蔬菜，放阴凉通风处即可。忌放冰箱冷藏。

食用宜忌

✅ 番茄中的番茄红素是亲脂性的，用油炒才能更充分地被肠道吸收。

✅ 番茄+生菜叶：凉拌食用，治疗膀胱癌小便不利。

✅ 番茄+大蒜泥：凉拌食用，适用于各类子宫癌、肾癌未能手术者。

✅ 番茄+鱼片：炒食，治疗绒毛膜癌引起的体力不足。

防癌这样吃

番茄疙瘩蛋汤

原料：番茄150克，鸡蛋2枚，面粉50克，盐、白糖、香油、胡椒粉、植物油各适量。

做法：① 番茄洗净，去蒂，切成小块。

② 炒锅放油烧热，下番茄爆炒，调入白糖，炒至番茄起糊时，加水烧沸。

③ 面粉加少许水拌成小面疙瘩，倒入锅中，入盐调味。

④ 锅保持沸腾状态，淋入鸡蛋液，熟后调入胡椒粉、香油，即可出锅。

番茄炒鸡蛋

原料：番茄250克，鸡蛋4枚，蒜末、盐、料酒、味精、白糖、植物油各适量。

做法：① 番茄洗净，去蒂，切成块。

② 鸡蛋磕入碗中，加入料酒、盐，打成蛋液。

③ 炒锅放油烧热，倒入鸡蛋液炒熟，盛出。

④ 炒锅再次放油，入蒜末煸香，倒入番茄炒至六七成熟，调入盐、白糖翻炒两下，放入鸡蛋炒匀即成。

番茄炒葫芦

原料：番茄150克，西葫芦300克，姜末、蒜末、盐、植物油各适量。

做法：① 番茄洗净，去蒂，切成小块。

② 西葫芦去蒂，切成小片。

③ 炒锅放油烧热，入蒜末、姜末煸香，放番茄翻炒两下，下西葫芦同炒至熟，入盐调味即成。

番茄炖牛腩

原料：牛腩600克，番茄500克，姜片、葱末、料酒、白糖、盐、植物油各适量。

做法：① 番茄用沸水烫去皮，切成小丁。

② 牛腩洗净，切块，放入冷水锅中，入姜片、料酒，煮沸后撇去浮沫，捞出。

③ 炒锅放油烧热，入葱末煸香，倒入番茄丁煸炒2分钟。

④ 放入牛肉块翻炒，调入白糖、盐，炒匀后加水适量，先用大火煮沸，再改小火炖至牛肉熟烂，即可出锅。

南瓜 ——分解致癌物亚硝胺，老年人的养生美食

防治肿瘤：肝癌、肺癌、胃癌、食管癌、子宫癌、前列腺癌等。

南瓜含有多种矿质元素，如钙、钾、磷、镁等，有助于老人预防骨质疏松和高血压。直接生食瓜肉和瓜子，能驱除人体内的寄生虫。南瓜外用或食用，皆能抗癌，如将南瓜蒸熟捣烂，外敷病灶处皮肤，可缓解肝癌、肺癌引起的疼痛。

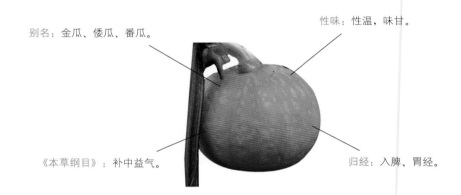

别名：金瓜、倭瓜、番瓜。

性味：性温，味甘。

《本草纲目》：补中益气。

归经：入脾、胃经。

为什么能防癌

1 南瓜含有一种能够分解致癌物亚硝胺的酵素，减少胃癌、食管癌的发生率。

2 南瓜含有较多的胡萝卜素，它在肝脏内转化成维生素A，与蛋白质等联合作用，修补受损的肺、子宫等部位的上皮细胞，抑制细胞癌变。经常接触致癌物苯的人，补充维生素A可大幅降低患癌率。

3 南瓜含有多糖成分，它既能调节血糖，还能提高机体免疫功能，助人提高抗病、防癌能力。

用心选购

南瓜应选表皮无损伤，分量相对较重的。瓜皮越粗糙、越厚，南瓜的味道越甜。

储藏保鲜

完整的南瓜：将瓜柄朝上放在阴凉干燥通风处，能够保存2个月左右。

切开的南瓜：用保鲜膜封好切口，放入冰箱冷藏。

食用宜忌

☑ 烹煮南瓜宜带皮，营养更全面。

☑ 南瓜子有除寄生虫、防前列腺癌之功，勿丢弃。

✅ 南瓜藤煎水喝，可治疗肺癌。

✅ 南瓜+山药：同食强肾健脾，提高癌症患者体力。

❌ 南瓜+红薯：同食可致腹胀、腹痛。

❌ 南瓜+醋：南瓜中的营养成分将被醋酸破坏。

🍲 防癌这样吃

豆腐炖南瓜

原料：南瓜300克，豆腐400克，青豌豆40克，红枣12颗，酱油、盐、香油、高汤各适量。

做法：① 南瓜去蒂，洗净，切成大块；豆腐洗净，切大块。

② 红枣、青豌豆分别洗净。

③ 汤锅中倒入高汤、酱油，放入豆腐块、南瓜块、青豌豆、红枣，先用大火煮沸，再改用小火焖至瓜熟。

④ 入盐、香油调味即成。

南瓜蒸蛋羹

原料：小南瓜2个，鸡蛋2枚，虾仁4粒，葱末、盐、蒸鱼豉油、香油各适量。

做法：① 南瓜洗净，用刀切开顶盖，挖去瓤，备用；鸡蛋磕入碗中，打成蛋液，加入等量的温开水，入盐搅匀。

② 南瓜放入蒸锅中，先用大火蒸10分钟，然后将鸡蛋液倒入南瓜盅内，盖上顶盖，用小火蒸8～10分钟。

③ 将虾仁放入南瓜盅内，蒸至熟。

④ 出锅时撒上葱末，用蒸鱼豉油、香油调味即成。

南瓜粥

原料：南瓜150克，大米50克，白糖少许。

做法：① 大米淘洗干净；南瓜洗净，切成小方块。

② 电饭锅加水适量，倒入大米、南瓜块，如常法煮至粥熟。

③ 入白糖调味，稍煮即成。

南瓜饼

原料：南瓜150克，薏米60克，糯米粉600克，植物油适量。

做法：① 薏米淘洗干净，泡发后入锅煮熟，捞出。

② 南瓜洗净，去皮、瓤，切成薄片，上蒸锅蒸熟，与南瓜一同放入料理机中，打成汁糊。

③ 将薏米南瓜汁与糯米粉混合在一起，揉成面团，分成若干小面剂，再制成生饼坯。

④ 平底锅放油烧热，入饼坯烙熟即成。

冬瓜——减肥祛脂，治疗癌性水肿效果强

防治肿瘤：肝癌、肾癌、膀胱癌、肺癌、大肠癌及癌性水肿等。

冬瓜属于葫芦科蔬菜，主产于夏季，瓜熟时表面上有一层白粉，如冬天所下的白霜，故名。果肉厚，多汁，夏日食用消暑除烦；富含维生素C、维生素B_1、膳食纤维、钾等营养素，常食有降脂减肥、美容养颜、消水肿、护肾防癌等功效。

别名：白瓜、水芝、枕瓜。

性味：性凉，味甘。

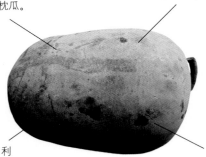

《滇南本草》：横行经络，利小便。

归经：入肺、大肠、膀胱经。

为什么能防癌

1 冬瓜含钾丰富，含钠少，有利尿消肿的作用，治疗肾炎水肿、癌症胸腹水的效果好。说明一点，冬瓜皮利尿排毒作用不次于冬瓜肉，因此冬瓜宜带皮吃。

2 冬瓜含维生素B_1、硒、维生素C、膳食纤维等多种防癌营养成分，它们联合作用，可以降低大肠癌、乳腺癌等恶性肿瘤的发病率。

3 冬瓜含丙醇二酸成分，能抑制人体内的糖类转化为脂肪；加之冬瓜本身热量不高，故食冬瓜可减肥轻身。控制体重，防癌意义重大。

用心选购

冬瓜应选形状端正，皮色青绿、带白霜，表皮无斑点或外伤的。冬瓜成熟时种子为黄褐色，食用口感好。

储藏保鲜

冬瓜切开后会有汁液渗出，用一张干净的白纸贴封在切面上，放入冰箱冷藏室，可保鲜3～5天。

✅ 冬瓜子防癌、消水肿，勿丢弃。

✅ 冬瓜+鲤鱼：炖食，治疗肝癌腹水。

✅ 冬瓜皮+竹笋+陈葫芦：煎水服，治疗癌性胸腹水。

❌ 冬瓜性寒凉，脾胃虚弱、腹泻的人忌食。

❌ 寒性痛经的女性不要食用。

🍲 防癌这样吃

冬瓜火腿汤

原料：冬瓜500克，熟火腿50克，淀粉15克，清汤500毫升，盐、味精各少许。

做法：① 冬瓜去皮、子，洗净，切成约10厘米长的针状细丝，扑撒上淀粉。

② 熟火腿切成细丝。

③ 炒锅上火，加水适量，放入冬瓜丝氽至色白发亮，捞出用冷水过凉，放入汤碗内。

④ 汤碗中放入盐、火腿丝、清汤、味精，上笼蒸至南瓜丝入味即成。

冬瓜粥

原料：冬瓜300克，大米180克。

做法：① 冬瓜削皮洗净，切片。

② 大米淘洗干净，入锅，加水煮沸。

③ 放入冬瓜片，再煮10分钟，待粥浓稠后即成。

冬瓜烧虾仁

原料：冬瓜400克，虾仁30克，葱末、姜末、盐、植物油各适量。

做法：① 冬瓜去皮、子，洗净，切成片。

② 虾仁洗净，用温水浸泡10分钟。

③ 炒锅放油烧热，入葱末、姜末煸香，倒入冬瓜片翻炒至断生，入盐调味。

④ 放入虾仁及泡虾仁的水，翻炒两下，盖锅用小火焖3～5分钟，出锅即成。

橙汁冬瓜

原料：冬瓜500克，橙子2只，盐适量。

做法：① 冬瓜洗净，去皮、子，切成细条，放盐腌15分钟，然后用冷开水冲洗干净，装盘。

② 取橙子1只，连皮洗净，切成片，摆在冬瓜上。

③ 将另1只橙子榨汁，浇在冬瓜上。

④ 将冬瓜盘敷上保鲜膜，放入冰箱冷藏2小时，取出即成。

韭菜 —— 排空肠毒，激活T淋巴细胞

防治肿瘤：胃癌、贲门癌、食管癌、肠癌、骨肿瘤以及癌症复发。

韭菜有"长生草"之誉，含蛋白质、碳水化合物较少，但含维生素C、维生素A、胡萝卜素、铁、硒等十分丰富。拥有挥发性精油、硫化物成分，具辛香气，增食欲，并能降低血脂，心血管病人食用甚佳。中医学认为，经常吃韭菜能温中行气，活血散瘀，调和脏腑。

性味：性温，味辛。

别名：韭、起阳草。

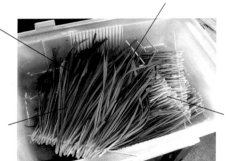

《滇南本草》：滑润肠胃中积，或食金、银、铜器于腹内，吃之立下。

归经：入肝、肾、肠、胃经。

为什么能防癌

1. 韭菜含较多的粗纤维，近乎是白菜的2倍。纤维成分增进胃肠蠕动，治疗便秘，预防肠癌；吞食还可将小儿误吞进腹内的异物包裹住，不划伤肠道，安全排出体外。

2. 韭菜含强力抗癌物胡萝卜素，每百克含量约是胡萝卜的1/3。胡萝卜素有助于提高视力，非常适合长时间用电脑的人食用，而且还能增加免疫细胞数量，提高人体对癌症的抵抗力。

3. 韭菜所含的挥发性酶能激活免疫系统的巨噬细胞，对癌细胞给予杀伤，预防癌细胞转移。

用心选购

应选食春韭，以叶绿、有光泽，无烂叶、黄叶、干尖，中间不抽薹的为佳。

储藏保鲜

将韭菜除去枯烂叶，根部朝下，放冰箱冷藏。韭菜极易腐烂，最好现买现吃。

☑ 韭菜汁+蜂蜜：兑匀服，治疗食管癌。

☑ 韭菜汁+牛乳：煮食，治疗胃癌、贲门癌。

☑ 韭菜汁+新鲜鹅血：兑匀服，治疗骨肿瘤。

✖ 韭菜 + 牛肉：同食易引发热疾，致牙龈肿痛、口疮。

🍲 防癌这样吃

韭菜炒香干

做法：韭菜200克，香干6块，红椒1个，盐、生抽、植物油各适量。

做法：① 韭菜择洗干净，切段；红椒洗净，切丝。

② 香干洗净，切细条。

③ 炒锅放油烧热，下红椒丝和香干翻炒，调入盐、生抽，加少许水翻炒至软。

④ 放入韭菜翻炒，待韭菜变软即成。

凉拌韭菜结

原料：韭菜300克，红椒2个，蒜泥10克，酱油、白糖、盐、鸡精、香油各适量。

做法：① 韭菜择洗干净，入沸水中焯熟，过凉水，然后裹打成若干卷，装盘。

② 红椒洗净，切成小丁。

③ 取碗一只，放入盐、白糖、酱油、鸡精、香油、蒜泥、红椒丁，调成味汁。

④ 将味汁均匀地浇在韭菜结上，即可食用。

韭菜炒鸭血

原料：韭菜100克，鸭血250克，黄豆芽100克，蒜末、姜末、料酒、盐、胡椒粉、植物油各适量。

做法：① 鸭血切成1厘米见方的块，入沸水锅中焯熟，备用。

② 黄豆芽洗净，用沸水焯熟；韭菜择洗干净，切成段。

③ 炒锅放油烧热，入姜末、蒜末煸香，倒入鸭血翻炒1～2分钟，放料酒、盐、胡椒粉调味。

④ 放入韭菜段、黄豆芽翻炒均匀，出锅即成。

韭菜鸡蛋水饺

原料：韭菜250克，鸡蛋4枚，饺皮若干，盐、鸡精、蚝油、姜粉、香油、植物油各适量。

做法：① 鸡蛋磕入碗中，打成蛋液，然后炒鸡蛋，搅打成碎末。

② 韭菜洗净，甩去水分，切成细末。

③ 韭菜末与鸡蛋末混合，调入盐、鸡精、蚝油、姜粉、植物油、香油，拌成馅料。

④ 将馅料包入饺皮中，下锅煮熟即成。

洋葱 ——分解致癌物，宜选食紫皮的

洋葱是一种廉价蔬菜，汁多辣味淡，生食、炒食皆宜。不仅富含钾、维生素C、叶酸、锌、硒、纤维素等营养物质，更有两种特殊成分——槲皮素和前列腺素A，有降血压、降血脂、预防血栓形成、防癌、防骨质疏松等食疗功效。

别名：球葱、圆葱、葱头。

性味：性温，味甘。

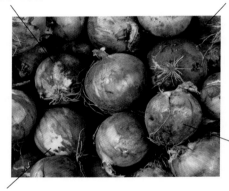

归经：入肝、脾、胃、肺经。

《全国中草药汇编》：主治创伤，溃疡，阴道滴虫病、便秘。

为什么能防癌

1 洋葱辣眼，让人流泪，是因为它含有催泪因子——硫化物。催泪因子具有不俗的防癌抗癌作用，可抑制苯及其化合物诱发的胃癌、食管癌。洋葱有紫皮、白皮之分，紫皮更辣，含催泪因子更丰富，防癌效力更优。

2 洋葱所含的槲皮素是一种强力抗氧化剂，除养护心血管外，还能分解多种致癌物，阻止致癌物对正常细胞DNA的破坏，抑制刺激肿瘤生长的酶。

3 洋葱含维生素C、谷胱甘肽、硒等抗氧化剂成分，联合作用清除自由基。当三种成分在人体内摄入充足时，癌症发病率呈明显下降趋势。

用心选购

洋葱应选外部光滑，无损伤、虫蛀的，茎部小，手捏感觉坚实的。发芽的洋葱已不新鲜，勿购。

储藏保鲜

洋葱装入保鲜袋，入冰箱冷藏，保鲜期达1个月。

✅ 洋葱+胡萝卜：炒食，适用于肝癌等癌症早期和恢复期。

✅ 洋葱与肉类共烹，能除肉的腥膻气。

✅ 胃胀气的人少食。

❌ 洋葱发汗，表虚多汗的人忌食。

❌ 洋葱+蜂蜜：同食易患眼疾。

🍲 防癌这样吃

洋葱拌木耳

原料：洋葱250克，水发黑木耳50克，香菜段10克，盐、生抽、白糖、醋、香油各适量。

做法：①洋葱剥去外皮，洗净，切成片。

② 水发黑木耳洗净，撕成小朵，用沸水焯一下。

③ 洋葱、黑木耳装盘，放入所有调料，拌匀即成。

洋葱炒青椒

原料：洋葱150克，青柿椒100克，胡萝卜50克，姜丝、盐、生抽、植物油各适量。

做法：① 洋葱剥去外皮，洗净，切成小块。

② 青柿椒洗净，去蒂、子，切成片。

③ 胡萝卜洗净，切片。

④ 烧锅放油烧热，入姜丝煸香，依次下洋葱、青柿椒、胡萝卜翻炒，入盐、生抽炒至熟即成。

洋葱炒猪肝

原料：猪肝250克，洋葱150克，盐、料酒、老抽、鸡精、水淀粉、白糖、香油、植物油各适量。

做法：① 猪肝洗净，切成大小均匀的片，再用水反复冲洗。

② 锅中加水烧沸，入猪肝片焯至断生，捞出用冷水冲凉。

③ 洋葱剥去外皮，洗净，切成粗丝。

④ 炒锅放油烧热，入洋葱丝煸香，放猪肝煸炒，以料酒、老抽、盐、白糖、鸡精调味，将熟时以水淀粉勾芡，出锅前淋入香油即成。

洋葱焗蛋

原料：洋葱250克，鸡蛋3枚，盐、番茄酱、植物油各适量。

做法：① 洋葱剥去外皮，洗净，切成碎丁。

② 鸡蛋磕入碗中，加油、盐调打成蛋液。

③ 平底锅放油烧热，倒入洋葱丁炒散。

④ 将蛋液淋在洋葱丁上，盖上锅盖，以小火焗至鸡蛋饼成形即可。

芹菜 ——降压减肥，排毒益肠胃

防治肿瘤：乳腺癌、肝癌、结肠癌、皮肤癌、胰腺癌、白血病等。

芹菜营养丰富，热量极低，含有较多的膳食纤维、钙、磷、铁、胡萝卜素、维生素C、维生素P等。食药两用，具有清胃涤痰、清肠利便、降压祛脂等功效。芹菜含有挥发的性芳香油，既能增进食欲、醒脑提神，还有防虫之功，是一种无污染蔬菜。芹菜具有卓越的抗癌功效，对部分恶性肿瘤预防效率超过80%。

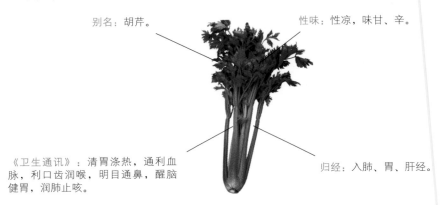

别名：胡芹。

性味：性凉，味甘、辛。

《卫生通讯》：清胃涤热，通利血脉，利口齿润喉，明目通鼻，醒脑健胃，润肺止咳。

归经：入肺、胃、肝经。

为什么能防癌

1 芹菜绞汁喝，能降压、降脂和减肥，是由其所含的芹菜素、芹菜苷两种成分决定的。芹菜素是种天然的黄酮类化合物，有"植物雌激素"之称，可以抑制多种肿瘤细胞的生长，如肝癌、乳腺癌、结肠癌、皮肤癌、胰腺癌、白血病等。例如，将芹菜捣烂外敷患处，适用于乳腺炎、乳腺癌。

2 芹菜是高纤维食物，每百克含膳食纤维约1.4克。它进入肠道后像提纯装置一样过滤体内的有毒废物，刺激肠道蠕动排毒，助人体防癌。

3 芹菜含酞酸、聚乙炔、香豆素、d-柠烯等化合物，酞酸和聚乙炔能抑制人体内致癌物的活性，如消除烟雾之毒；香豆素则能阻断致癌物的合成，使正常细胞免受致癌物的刺激；d-柠烯能抑制亚硝胺，有助于防治胃癌。

用心选购

芹菜杆短粗、无虫斑的，品质好。根部、叶子色泽翠绿的，是鲜品。

储藏保鲜

先将芹菜择去黄叶，码放齐整，用细绳在中间扎起来，根部浸入带水的盘中，可保鲜3～4天。

✅ 芹菜叶所含的胡萝卜素、维生素C、钙等营养素均超过茎杆，宜食。

❌ 芹菜杀精，婚育期男士应少食。

❌ 芹菜+蜂蜜：同食易导致腹泻。

🍲 防癌这样吃

芹菜拌腐竹

原料：芹菜300克，水发腐竹200克，胡萝卜1/2根，醋、酱油、盐、香油各适量。

做法：① 芹菜择洗干净，入沸水中焯烫，捞出过凉水，切丝装盘。

② 胡萝卜洗净，切成菱形片；腐竹切成丝。

③ 胡萝卜片、腐竹分别用沸水焯熟，码在芹菜上。

④ 将酱油、盐、醋、香油调成味汁，浇在腐竹芹菜上，拌匀即成。

芹菜牛肉丝

原料：牛里脊肉150克，芹菜100克，鸡蛋1枚，葱段15克，酱油、料酒、淀粉、盐、植物油、香油各适量。

做法：① 牛里脊肉洗净，去牛筋切丝，放入碗中，加料酒、盐、鸡蛋清、淀粉、香油上浆，待用。

② 芹菜择洗干净，切成4厘米长的段，用沸水焯至断生，过凉水待用。

③ 炒锅放油烧热，放入牛肉丝滑散，出锅沥油。

④ 锅内留底油少许，投入葱段略煸，放入牛肉丝、芹菜段，入料酒、酱油煸炒至熟，淋入香油即成。

芹菜香菇丝

原料：芹菜250克，水发香菇100克，葱末、蒜末、清汤、盐、水淀粉、香油、植物油各适量。

做法：① 芹菜择洗干净，切成4厘米长的段。

② 香菇洗净，切成丝。

③ 炒锅放油烧热，入芹菜煸炒，再放香菇丝，加少许盐炒匀，倒入清汤，盖锅改用小火焖一会儿。

④ 用水淀粉勾芡，淋入香油即成。

芹菜叶拌香干

原料：芹菜叶500克，香干100克，酱油、白糖、盐、香油各适量。

做法：① 芹菜叶择去黄叶，清洗干净，用沸水焯一下，捞出过凉水，然后剁碎。

② 香干用沸水焯一下，捞出切成小丁。

③ 将香干丁与芹菜叶碎同置盘中，调入酱油、白糖、香油即成。

青椒 ——健胃消食，辣椒碱抗癌效果不俗

防治肿瘤：胃癌、食管癌、肠癌等。

青椒是四季常食蔬菜，凉拌、炒食、煮食、做馅、腌制皆宜。性味辛温，微辣或不辣，能够通过发汗而降低体温，并缓解肌肉疼痛；能刺激胃腺，令人增食欲，健消化。

别名：灯笼椒、柿子椒、菜椒。

性味：性温，味辛。

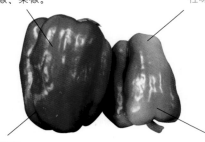

《全国中草药汇编》：温中散寒，健胃消食。

归经：入心、脾经。

为什么能防癌

1 青椒含抗氧化物辣椒碱，它可以中和体内多种有害的含氧物质，阻止它们侵犯正常细胞，防止细胞病变。辣椒碱还会刺激口腔、胃脏分泌更多的消化液，起到助消化、杀灭肠道病菌、防便秘的作用，减少胃肠癌发病。

2 青椒含维生素C在蔬菜中居首，每百克含量70多毫克，约是番茄的5倍；还含有胡萝卜素、硒等营养成分，它们都是强抗氧化剂，能修复受损细胞，抗癌作用强。如果青椒与番茄、茄子搭配食用，防癌抗癌效果更佳。

用心选购

分辨成熟：青椒肉质厚实，柄部呈鲜绿色，为成熟椒；如果肉质薄，柄部呈淡绿色，为未熟椒。

判断新鲜：用手指轻按青椒果肉，快速弹起的为新鲜品。

储藏保鲜

将青椒装入塑料袋内，在袋上扎几个小孔，然后放入冰箱冷藏，温度为10℃较适宜。

✅ 青椒表面凹凸不平，易残留农药，清洗前应去蒂。

✅ 青椒用急火快炒，可减少维生素C损失。

✅ 青椒+黑豆豉：炒食，治疗各种恶性肿瘤。

✅ 青椒+苦瓜：同食抗衰、防癌。

❌ 阴虚火旺的人慎食。

🍲 防癌这样吃

青椒炒牛柳

原料：青椒250克，牛里脊肉150克，蒜片10克，姜丝5克，白糖、盐、料酒、老抽、淀粉、鸡精、植物油各适量。

做法：① 青椒去蒂、子，洗净，切粗丝。

② 牛里脊肉洗净，切丝，用老抽、白糖、料酒腌制10分钟，然后与淀粉、香油及少许水混匀，挂浆。

③ 炒锅放油烧热，入姜丝、蒜片煸香，放入牛肉丝炒至变色。

④ 放入青椒翻炒1分钟，调入盐、鸡精即可出锅。

青椒盅

原料：青椒4个，土豆2个，红椒1个，姜末、葱末、白糖、盐、淀粉、植物油各适量。

做法：① 青椒挖削去蒂顶，掏空青椒子，洗净；红椒洗净，剁成末。

② 土豆去皮，洗净，上锅蒸熟，然后捣成泥。

③ 将土豆泥与姜末、葱末、红椒末、盐、白糖、淀粉拌和均匀，填入青椒内。

④ 炒锅放油烧热，放入青椒，用小火煎熟或蒸熟即成。

青椒炒豆腐皮

原料：青椒150克，豆腐皮200克，葱末、蒜末、生抽、盐、植物油各适量。

做法：① 青椒去蒂、子，洗净，切成小块。

② 豆腐皮切长方块，用沸水焯一下，捞出。

③ 炒锅放油烧热，入葱末、蒜末煸香，倒入豆腐皮翻炒几下，再放青椒，炒至青椒七八成熟。

④ 入生抽、盐调味，翻炒均匀即成。

凉拌椒丝

原料：青椒300克，盐、酱油、味精、香油各适量。

做法：① 青椒去蒂、子，洗净，切成丝，装盘。

② 取碗一只，入盐、味精、酱油、香油调成味汁。

③ 将味汁倒入青椒丝盘中，拌匀即成。

生姜 ——温中健胃，调理放化疗后胃部不适

生姜养生的功效被人们所熟知，含有人体必需的氨基酸、钙、磷、铁、维生素B_1、维生素B_2等营养成分，不但食用价值高，还经常入药，能温中、健胃、发汗、除湿、祛寒。冬日患风寒感冒，将生姜与红糖煮水喝，有一定的治疗作用。临床上，生姜与多种中草药搭配，治疗多种肿瘤。

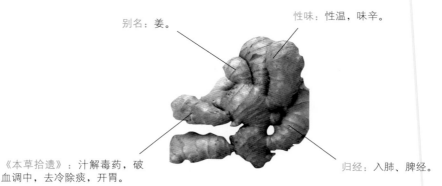

别名：姜。

性味：性温，味辛。

《本草拾遗》：汁解毒药，破血调中，去冷除痰，开胃。

归经：入肺、脾经。

为什么能防癌

1 生姜含有姜辣素成分，其抗氧化能力超过维生素E，能对抗自由基对细胞的氧化攻击，阻止细胞癌变，对卵巢癌、前列腺癌、皮肤癌等均有防治作用。例如，将生姜切薄片外擦病灶处，可治疗肝癌黄疸兼有瘙痒者。

2 生姜具有抗炎、抑菌的作用，能降低肠道炎性反应，而肠道慢性炎症与癌前病变或癌变息肉呈因果关系。

3 生姜擅长温胃止呕，有"呕家圣药"之称。癌症放化疗后的患者多出现呕吐、恶心等不适，将生姜、甘蔗榨汁炖温服用即可缓解。

用心选购

正常的生姜外表粗糙、较干，颜色有点发暗，辛辣味较浓。皮呈浅黄色、易脱落，用鼻闻之有异味的，多经过硫黄熏制，属"毒姜"，勿购。

储藏保鲜

生姜洗净擦干，放入盐罐中，可防止脱水，保鲜较长时间。

食用宜忌

✅ 生姜性温热，阴虚火旺的人少食。

✅ 生姜汁+红糖+蜂蜜：煎水服，治疗食管癌。

✅ 生姜汁+猕猴桃汁：饮服，治疗胃癌反胃、呕吐。

✅ 生姜皮+老丝瓜皮：共炒后用白酒送服，治疗睾丸癌。

❌ 胃肠有炎症的人食生姜可引起不适。

❌ 吃腐烂的生姜可诱发肝癌、食管癌。

🍲 防癌这样吃

姜汁豇豆

原料：豇豆250克，生姜40克，盐、醋、鸡精、香油各适量。

做法：① 豇豆摘去老筋，洗净，切成4厘米长的段。

② 锅中加水烧沸，入豇豆焯熟，捞出过凉水，装盘。

③ 生姜洗净，捣成泥。

④ 将姜泥倒在豇豆上面，调入所有调料，拌匀即成。

姜汁撞奶

原料：全脂牛奶250毫升，生姜30克，白糖25克。

做法：① 生姜洗净，放入料理机中打成汁，备用。

② 将牛奶倒入锅中，用小火煮沸。

③ 将白糖倒入牛奶中，糖溶化后关火，倒入碗中。

④ 待牛奶温度降至80℃时，倒入姜汁搅匀，令牛奶凝固即成。

生姜红枣粥

原料：大米100克，生姜20克，红枣5颗。

做法：① 生姜分别洗净，切片。

② 红枣洗净，切成两半，去核。

③ 大米淘洗干净，倒入锅中，加水适量，放入姜片、红枣。

④ 先用大火烧沸，再改用小火煮至粥成。

姜丝拌穿心莲

原料：穿心莲300克，生姜20克，盐、鸡精、醋、熟白芝麻、花椒油、香油各适量。

做法：① 穿心莲洗净，放入锅内焯熟捞出，挤干水分。

② 生姜洗净，去皮，切成细丝。

③ 取碗一只，放入姜丝及各种调料，调成味汁。

④ 穿心莲装盘，上面放姜丝，再倒入味汁，撒上白芝麻即成。

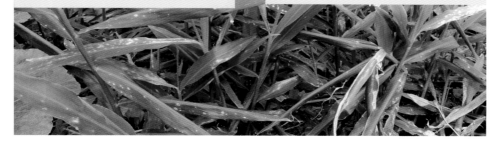

苦瓜
——降糖防癌，盛夏开胃良蔬

防治肿瘤：头颈部癌症、白血病、肝癌、胃癌等。

苦瓜中钙、钾、镁等矿物质的含量位居蔬菜类前列，是盛夏佐餐的好蔬菜，开胃解闷，清热滋阴，预防中暑发热。其味极苦，可与鸡、鸭、鱼、肉等一起烹调，但不会把苦味传给它们，故有"君子菜"之誉。

别名：凉瓜、癞葡萄。

性味：性寒，味苦。

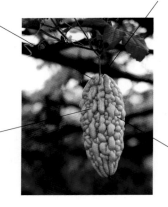

《随息居饮食谱》：青则涤热，明目清心。熟则养血滋肝，润脾补肾。

归经：入脾、胃、心、肝经。

为什么能防癌

1 苦瓜味苦是因为含有苦味素，苦味素抗癌作用明显，可抑制恶性肿瘤分泌蛋白质，防治癌细胞的生长和扩散，尤其对口腔、舌、喉、鼻咽等部的癌细胞有良效。民间有利用苦瓜清热之力，煎水或凉拌食用来治疗癌性烦热。

2 苦瓜汁含有一种特殊的蛋白质，所含维生素C也极多，每百克达到56毫克，是黄瓜的6倍，这两种成分作用于人体，能提高机体的免疫功能，增强免疫细胞杀灭病毒、癌细胞，对淋巴癌、白血病等起到预防作用。

3 苦瓜子含有胰蛋白酶抑制剂，能抑制癌细胞分泌蛋白酶，阻止它生长。取苦瓜子30克煎水服，可治疗鼻咽癌、口腔癌、舌癌、喉癌。

用心选购

苦瓜应选瓜体嫩绿且坚实，果瘤大、饱满，皱纹较深的。看起来发黑，闻之无清香味的苦瓜，品质较差。

储藏保鲜

苦瓜用纸或保鲜膜包裹储存，可减少果肉水分散失。

食用宜忌

☑ 苦瓜焯水后再炒、凉拌，可除去部分苦味。

☑ 苦瓜性寒，腹泻、胃寒的人少食。

☑ 苦瓜烧存性后研末，用开水送服，治疗胃癌疼痛。

☑ 苦瓜+洋葱：同食提高人体免疫力，防癌。

☑ 苦瓜+肉：炒食，适用于前列腺癌。

☒ 苦瓜+猪排：同食形成草酸钙，阻碍人体对钙的吸收。

🍲 防癌这样吃

苦瓜鲫鱼汤

原料：苦瓜200克，鲫鱼250克，葱、姜、盐、鸡精、胡椒粉、植物油各适量。

做法：① 鲫鱼去鳞及内脏，宰杀干净。

② 苦瓜洗净，去掉瓜瓤，切块。

③ 炒锅放油烧热，放入鲫鱼煎一下，加入适量水、葱段、姜片，用大火烧至鱼汤微白。

④ 放入苦瓜块，改用中小火烧20分钟，待汤汁浓白时，入盐、鸡精、胡椒粉调味即成。

苦瓜炒鸡蛋

原料：苦瓜250克，鸡蛋3枚，葱末、姜末、蒜末、盐、植物油各适量。

做法：① 苦瓜洗净，对半剖开，去瓤，切成细条，用沸水焯一下，捞出过凉。

② 鸡蛋磕入碗中，打成蛋液。

③ 炒锅放油烧热，倒入鸡蛋液炒熟，出锅。

④ 锅中再次放油烧热，入葱末、姜末煸香，倒入苦瓜用大火翻炒，再下鸡蛋翻炒两下，入盐调味，撒入蒜末，出锅即成。

苦瓜拌木耳

原料：苦瓜250克，黑木耳20克，甜红椒50克，蒜末、葱末、盐、白糖、花椒油、香油各适量。

做法：① 黑木耳用温水泡发，去杂洗净，撕成小朵。

② 苦瓜洗净，去瓤，斜刀切成条；红椒洗净，切丝。

③ 锅中加水烧沸，入苦瓜、黑木耳焯一下，捞出过凉水，装盘。

④ 撒上红椒丝，放入所有调料，拌匀即成。

鸡丝炒苦瓜

原料：鸡胸肉200克，苦瓜400克，葱末、姜末、盐、生抽、植物油各适量。

做法：① 鸡胸肉洗净，切成细条，倒入生抽、淀粉抓匀，备用。

② 苦瓜洗净，对半剖开，去瓤，切细条，用盐腌一下。

③ 炒锅放油烧热，下鸡肉丝滑散，入葱末、姜末煸炒两下。

④ 倒入苦瓜，加盐翻炒至熟即成。

百合 ——益气安神，抗上呼吸道癌症最佳

防治肿瘤：肺癌、鼻咽癌、宫颈癌、淋巴癌以及癌症放化疗毒副反应。

百合营养丰富，含有蛋白质、碳水化合物、钾、钙、铁、锌、维生素B₁、烟酸等成分，是人们喜食的滋养强壮之品。百合与莲子、银耳等做汤羹粥食用，能滋阴润肺，益气安神。百合抗肿瘤效果突出，尤其适用于肺癌、鼻咽癌。

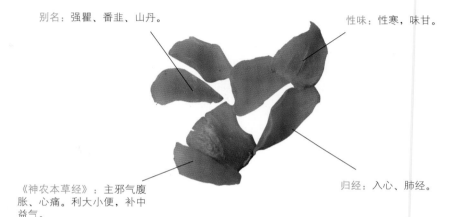

别名：强瞿、番韭、山丹。

性味：性寒，味甘。

《神农本草经》：主邪气腹胀、心痛。利大小便，补中益气。

归经：入心、肺经。

为什么能防癌

百合含有秋水仙碱成分，作用于人体，对肉瘤、宫颈癌、皮肤癌、淋巴癌、肺癌、鼻咽癌等均有抑制作用。与银耳、薏米、红枣、莲子等合用，防癌抗癌效果更佳，尤其适用于肺癌等肿瘤放化疗后引起的恶心呕吐、心烦气躁、身体虚弱等症。鲜百合、白糖共捣外敷，则能治疗皮肤癌破溃出血、渗水。

用心选购

鲜百合：选个大体壮，色洁白、无黄斑的；如色黄，可能有烂心。

干百合：选干燥、无杂质、肉厚，晶莹透明的。

储藏保鲜

将百合用保鲜袋包好，放入冰箱可冷藏1周左右。

食用宜忌

✅ 百合+梨：同食润肺防癌，增强食欲。

✅ 百合+橄榄油：捣烂外敷，治疗乳腺癌、肺癌。

❌ 百合性寒，多食反伤肺气。

❌ 对百合过敏的人忌食。

三色炒百合

原料： 鲜百合100克，红椒20克，西芹25克，水发黑木耳25克，姜片、盐、白糖、水淀粉、植物油各适量。

做法： ① 鲜百合洗净，掰成小片；红椒洗净，切成小片；西芹去筋、叶，切成片；黑木耳洗净，切成小片。

② 锅中加水烧沸，入百合、西芹片、黑木耳焯至七八成熟，捞出沥水。

③ 炒锅放油烧热，放入姜片、红椒片煸香，再倒入百合、西芹、黑木耳翻炒，入盐、白糖调味。

④ 待菜炒熟入味时，用水淀粉勾芡即成。

芦笋炒百合

原料： 百合100克，芦笋250克，枸杞15克，盐、鸡精、植物油各适量。

做法： ① 芦笋洗净，斜切成长段；百合洗净，掰成小片；枸杞用温水泡软。

② 锅中加水烧沸，倒入芦笋段焯1～2分钟，捞出过凉水。

③ 炒锅放油烧热，放入芦笋段、百合一起翻炒，入盐、鸡精调味。

④ 炒至百合变透明时，撒入枸杞即成。

莲子百合银耳羹

原料： 干百合20克，银耳3朵，莲子20克，枸杞10克，冰糖适量。

做法： ① 银耳、莲子、百合和枸杞分别用温水泡发，银耳撕成小片。

② 银耳放入砂煲内，加水煮沸，用小火煲2个半小时，煮至汤汁浓稠。

③ 往砂煲内放入冰糖、莲子，用小火煮30分钟。

④ 放入百合、枸杞，再煮15分钟即成。

百合梨汤

原料： 鲜百合100克，鸭梨350克，冰糖、枸杞各适量。

做法： ① 百合洗净，掰成小朵。

② 梨洗净，去皮、核，切成小块。

③ 取汤锅一只，放入百合、梨块，加水煮至百合软糯。

④ 放入冰糖、枸杞，煮至冰糖溶化即成。

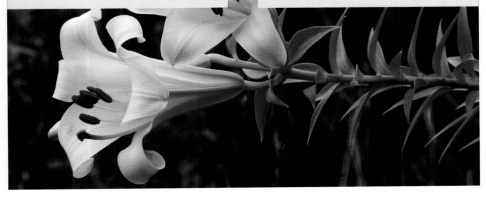

芦笋 ——富硒多叶酸，防癌抗癌作用强

芦笋有"世界蔬菜之王"的美誉，富含维生素、蛋白质、氨基酸及微量元素，营养成分优于番茄，具有益气养血、健脾和胃、滋阴润燥、软化血管的食疗价值。中老年人常吃芦笋，可以有效预防高血压、心脏病、慢性胃炎、慢性肝炎等疾病。

别名：石刁柏、龙须菜。

性味：性凉，味甘、苦。

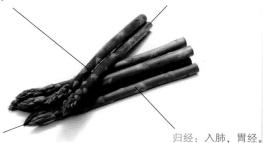

《日用本草》：治膈寒客热，止渴，利小便，解诸鱼之毒。

归经：入肺、胃经。

为什么能防癌

1 芦笋是高叶酸蔬菜，5根芦笋含叶酸达100微克，能满足人体一日所需。叶酸是防癌抗癌维生素之一，能促进骨骼造血，预防贫血；更是细胞分裂、生长的"守护者"，可防止细胞在分裂中出错，降低细胞变异的危险。

2 芦笋含天门冬酰胺，能增强人体免疫功能，提高抗病能力，并对癌细胞有杀伤作用。

3 芦笋是富硒食物，硒能阻断致癌物对细胞的致突变作用，降低其毒性，并能通过抑制癌细胞中脱氧核糖核酸的合成，阻止癌细胞分裂与生长。将鲜芦笋煮浓汤喝或炒食，可防治各种恶性肿瘤，如肝癌、大肠癌。

用心选购

新鲜的芦笋笋体结实，笋花苞繁密，未长腋芽，表皮鲜亮、不萎缩。

储藏保鲜

将芦笋用塑料袋包好，留气孔，然后放冰箱可冷藏2～3天；或将芦笋放入5%的温盐水中烫煮1分钟，捞出过凉水，沥干水分后放入冰箱存放，可延长保鲜期。

✅ 芦笋尖端幼芽处为营养富集区，应保留。

✅ 芦笋有苦味，先切成条，入水浸泡20分钟可除。

✅ 芦笋+黄花菜+豆腐：炒食，防治大肠癌、乳腺癌。

✅ 芦笋+红枣：煮粥食，防治乳腺癌、消化道癌。

❌ 高温烹煮芦笋将造成叶酸流失。

🍲 防癌这样吃

鲍鱼芦笋汤

原料：鲍鱼100克，芦笋100克，青豌豆25克，盐、味精、鸡油、高汤各适量。

做法：① 将鲍鱼发好，洗净，切成片。

② 芦笋洗净，切小段；青豌豆洗净。

③ 汤锅上火，倒入高汤，放入鲍鱼、芦笋段、青豌豆、盐，用大火烧沸，撇去浮沫。

④ 调入味精，淋入鸡油即成。

凉拌芦笋

原料：芦笋400克，白糖25克，醋、盐、味精、香油各适量。

做法：① 芦笋洗净，切成薄片。

② 锅中加水烧沸，入芦笋片焯一下，捞出沥水，装盘。

③ 放入白糖、醋、盐、味精、香油，拌匀即成。

清炒芦笋

原料：芦笋250克，胡萝卜100克，蒜末、姜末、盐、水淀粉、植物油各少许。

做法：① 芦笋洗净，切成段；胡萝卜洗净，切丝。

② 炒锅放油烧热，入葱末、姜末煸香，加入笋段不停地翻炒，入盐调味。

③ 待笋段炒熟，用水淀粉勾芡，以小火收汁即成。

上汤芦笋

原料：芦笋300克，水发香菇5只，姜丝、盐、鸡精、白糖、料酒、水淀粉、植物油各适量。

做法：① 芦笋洗净，去掉外皮；香菇洗净，切丝。

② 锅中加水烧沸，放入盐、鸡精、白糖，再放入芦笋煮至八成熟，捞出过凉水，装盘；锅中高汤盛出备用。

③ 炒锅放油烧热，入香菇丝、姜丝煸香，倒入高汤烧沸，调入水淀粉烧至浓稠。

④ 将芡汁浇在芦笋上即成。

香菇 ——杀伤癌细胞，降脂通便

防治肿瘤：各种肿瘤。

香菇含有特殊的香气，为延年益寿的佳食。每百克鲜香菇含有蛋白质12～14克，远超过普通的植物性食物；另含有钙、磷、铁、B族维生素等成分，常食延缓衰老，降血压、血脂，通便秘，防癌抗癌。如将香菇用白酒浸泡后外敷患处，可治疗皮肤癌。

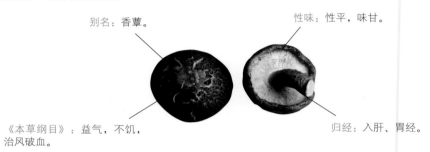

别名：香蕈。

性味：性平，味甘。

《本草纲目》：益气，不饥，治风破血。

归经：入肝、胃经。

为什么能防癌

1 香菇含多糖成分，它可提高免疫系统巨噬细胞的吞噬功能，促进T淋巴细胞的产生，提高人体免疫防癌能力。香菇多糖对食管癌、胃癌、肝癌、膀胱癌等均有显著疗效，癌症患者手术后每天吃10克干香菇，可抑制癌细胞转移。医学临床上已将香菇多糖制成注射液，治疗各种肿瘤。

2 香菇菌盖部分含有双链结构的核糖核酸，它被人体吸收后可以产生抗癌的干扰素。与薏米、白菜、油菜等搭配食用，防癌抗癌效果更强。

3 香菇富含蛋白质，能够修补受损的细胞，阻止细胞因"伤"突变。

用心选购

鲜香菇：选菇形圆整、菌盖下卷、菌肉肥厚、菌褶色白齐整、菌柄短粗鲜嫩的；若菌盖表面色深、黏滑，菌褶有褐斑，勿选。

干香菇：选菌盖厚实内卷，菌柄短粗，无霉变、碎屑的；菌盖平直的说明熟过了头，勿选。

储藏保鲜

鲜香菇：勿沾水，菇伞朝下、柄朝上装入保鲜袋中，在袋上扎几个透气孔，放冰箱冷藏；或直接晒干存放。

干香菇：放入塑料袋中密封，入冰箱冷藏或冷冻。

✅ 干香菇用20℃～35℃的温水泡发，高水温会破坏其营养成分。

✅ 香菇+牡蛎肉：炖食，防治肝癌、胰腺癌。

❌ 香菇+河蟹：同食易引起结石症。

❌ 香菇+番茄：同食破坏番茄中的类胡萝卜素，降低营养价值。

防癌这样吃

香菇栗子

原料：鲜香菇200克，栗子肉200克，红椒、绿椒各25克，葱末、姜末、蒜末、盐、蚝油、植物油各适量。

做法：① 香菇除杂，洗净；栗子肉冲洗干净；红椒、绿椒洗净。

② 锅中加水烧沸，将香菇、栗子分别焯水，捞出沥水。

③ 炒锅放油烧热，入葱末、姜末、蒜末煸香，倒入香菇、栗子翻炒，再放入红椒、绿椒。

④ 入盐、蚝油翻炒至熟，装盘即成。

香菇烧豆腐

原料：油豆腐200克，猪瘦肉50克，水发香菇7只，蒜苗50克，盐、酱油、料酒、植物油各适量。

做法：① 油豆腐对半切开；猪瘦肉洗净，切片；水发香菇切丝；蒜苗切成小段。

② 炒锅放油烧热，先放入肉片翻炒，再入香菇翻炒，调入料酒、酱油，加水少许焖煮。

③ 锅烧沸后入蒜苗段，以盐调味，焖熟即成。

香菇鸡肉粥

原料：鸡胸肉100克，鲜香菇3只，大米100克，葱末、姜末、盐、鸡精、淀粉、胡椒粉、橄榄油各适量。

做法：① 大米淘洗干净；鲜香菇除杂，洗净，切丝。

② 鸡胸肉洗净，切丝，入盐、淀粉、橄榄油拌匀挂浆。

③ 大米入锅，加水用大火煮沸，转小火煮20分钟。

④ 放入香菇丝、鸡肉丝煮沸，以盐、鸡精、胡椒粉、葱末、姜末调味即成。

香菇鸡蛋汤

原料：鸡蛋2枚，鲜香菇4只，葱末10克，盐、香油各少许。

做法：① 取鸡蛋1枚磕入碗中，打成蛋液；香菇洗净，切丝。

② 炒锅放油烧热，倒入鸡蛋液煎成形，盛出备用。

③ 锅中加水适量，烧沸后放入香菇丝，沸煮5分钟。

④ 倒入煎好的鸡蛋，煮2分钟，入盐、香油、葱末调味即成。

黄瓜 ——代谢人体有害毒物，护肝减脂

黄瓜为葫芦科蔬菜，生食、凉拌、烹炒皆宜，如糖醋黄瓜、麻酱黄瓜等有佐餐开胃之功。黄瓜含95%以上的水分，所含丙醇二酸可抑制糖类物质转变为脂肪，能减肥消脂；用黄瓜汁涂脸，护肤美容有奇效。中医认为，常食黄瓜有清热、利水、解毒的功效，治疗热病口渴、小便短赤等症。

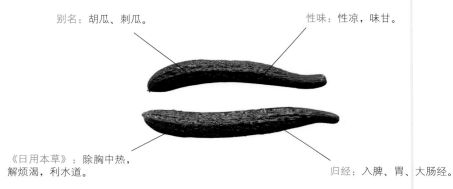

别名：胡瓜、刺瓜。

性味：性凉，味甘。

《日用本草》：除胸中热，解烦渴，利水道。

归经：入脾、胃、大肠经。

为什么能防癌

1 黄瓜含几种葫芦素，葫芦素能增强人体免疫功能，提高巨噬细胞的吞噬能力。动物实验证明，葫芦素对抗肿瘤明显。强调一点，葫芦素主要"藏"在黄瓜尾部（指瓜蒂处），吃黄瓜时千万别"丢掉"它。

2 黄瓜中的黄瓜酶具有很强的生物活性，能促进血液循环，增强毒性物质代谢，阻止细胞突变。该成分与黄瓜中的维生素C、维生素E共同筑起癌症防线。如预防食管癌，将黄瓜凉拌常食即可。

3 黄瓜含有丙氨酸、精氨酸和谷胺酰胺，这三种成分养肝护肝，防治酒精中毒，预防酒精性肝硬化、肝癌。

用心选购

宜选自然熟的黄瓜：瓜皮花色深亮，顶花已经枯萎，瓜身上的刺粗而短，闻之有清香气。

忌买催熟的黄瓜：瓜皮颜色鲜嫩，条纹浅淡，顶花多鲜艳，刺细长，闻之无清香气。

储藏保鲜

将黄瓜洗净，浸泡在盛有稀释盐水的保鲜盒里。不宜放冰箱保鲜，易造成冻伤，损失营养。

- 黄瓜皮、瓤营养丰富，勿削皮、去瓤食用。

- 黄瓜汁+胡萝卜汁：兑服，预防癌症。

- 黄瓜＋大蒜泥：拌食，防癌或预防胃癌复发，并有助于减肥。

- 黄瓜+香菜：拌食，治疗各类子宫癌。

- 黄瓜（去皮）+蜂蜜：腌渍食用，适用于唾液腺癌放射治疗后。

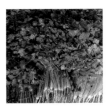

🖐 防癌这样吃

豆瓣鱿鱼瓜条

原料：鲜鱿鱼500克，黄瓜250克，豆瓣酱、料酒、酱油、葱丝、姜丝、盐、香油、植物油各适量。

做法：① 鱿鱼去头、去杂等洗净，切成条，入沸水中烫熟，捞出沥水。
② 黄瓜洗净去蒂，切成4厘米长的条。
③ 取碗一只，放入豆瓣酱、料酒、香油、酱油，调成味汁。
④ 炒锅放油烧热，入葱丝、姜丝煸香，放入黄瓜条、鱿鱼条翻炒，倒入味汁炒匀即成。

溜黄瓜肉片

原料：黄瓜300克，猪肉50克，水发香菇5只，葱末、姜末、酱油、白糖、香油、盐、水淀粉、植物油各适量。

做法：① 黄瓜洗净去蒂，切成片；香菇洗净，切片。
② 猪肉洗净，切片，用酱油腌一下。
③ 炒锅放油烧热，入葱末、姜末爆香，放入肉片煸炒片刻，再放入香菇片、黄瓜片翻炒至熟。
④ 入酱油、白糖、盐调味，以水淀粉勾芡即成。

黄瓜拌鸡丝

原料：黄瓜250克，鸡胸肉200克，酱油、醋、葱段、姜片、大茴香、香油各适量。

做法：① 鸡胸肉洗净，放入凉水锅中，放葱段、姜片、大茴香煮熟，捞出放凉，切成细丝装盘。
② 黄瓜洗净去蒂，切成丝，码放到鸡丝上面。
③ 拌入酱油、醋和香油即成。

炝辣黄瓜条

原料：黄瓜350克，干红辣椒2个，盐、味精、白糖、香油各少许。

做法：① 黄瓜洗净去蒂，切成4厘米长的段，每段再破开成4小条。
② 干辣椒去子，切成细丝。
③ 黄瓜条入沸水中焯熟，捞出过凉水，装盘。
④ 炒锅倒入香油烧热，放入辣椒丝炸香，浇在黄瓜条上，以盐、味精、白糖调味即成。

莴笋
——通利小便，分解致癌物质

莴笋为常见蔬菜之一，切片煮熟拌食，可以辅助治疗齿龈、鼻腔出血。有通利小便的作用，小儿小便不畅时，将莴笋叶和茎一同捣烂，用热水温后敷在肚脐部位即见效。莴笋还有增进食欲、刺激消化液分泌、改善糖代谢等功能。

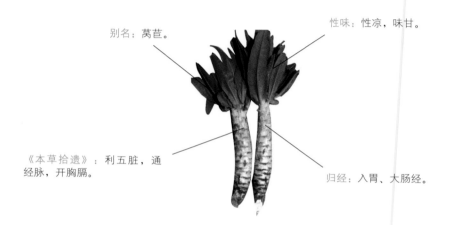

别名：莴苣。

性味：性凉，味甘。

《本草拾遗》：利五脏，通经脉，开胸膈。

归经：入胃、大肠经。

为什么能防癌

1 莴笋含有重要的防癌成分莴苣苦素，它可以分解食物中的硝酸胺等致癌物质，阻断癌细胞生成，有利于防肝癌、胃癌，并能缓解癌症放化疗引起的不适。日常将莴苣、黄瓜、番茄榨汁喝，防癌效果强。

2 莴笋含β-胡萝卜素、维生素A较多，具备抗细胞氧化、防紫外线辐射的功能，减少上皮细胞癌变，并有益于牙齿、骨骼和皮肤的健康。取莴苣叶每日食用200克，治疗眼睑基底细胞癌。

用心选购

茎皮呈白绿色的莴笋较新鲜。不要选太粗的莴笋，极可能空心。

储藏保鲜

放冰箱冷藏，下面放一块毛巾，防止莴笋生锈。

食用宜忌

✓ 莴笋嫩叶可食，有防癌作用。

✓ 莴笋+牛肉：同食调养气血。

✓ 莴笋+菱角：同食治疗宫颈癌、肝癌。

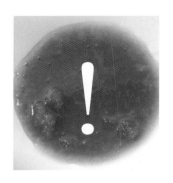

❌ 过多食用莴笋会刺激视神经，引起头昏、夜盲症。

❌ 不宜与奶酪、蜂蜜同食。

🍲 防癌这样吃

莴笋炒二鲜

原料：莴笋250克，鸡蛋2枚，水发黑木耳250克，蒜末、盐、植物油各适量。

做法：① 莴笋洗净，切成丝；鸡蛋打成蛋液；黑木耳洗净，切丝。

② 炒锅放油烧热，倒入鸡蛋液炒散，装盘。

③ 锅内留底油少许，用蒜末爆香，放入黑木耳、莴笋丝翻炒，入盐调味，倒入鸡蛋炒，翻炒两下即成。

莴笋肉片汤

原料：莴笋250克，猪瘦肉100克，盐、姜片、植物油各适量。

做法：① 猪瘦肉洗净，切片，用少许油、盐抓匀，腌15分钟。

② 莴笋洗净，切斜片。

③ 锅里倒入3碗水，放姜片煮沸，再放进莴笋片，滴入几滴植物油煮至水沸。

④ 放入肉片，待肉片变色熟透后，入盐调味即成。

蒜泥莴笋丝

原料：莴笋500克，大蒜20克，干红辣椒2个，盐、鸡精、白糖、花椒、植物油各适量。

做法：① 莴笋洗净，切成细丝，入沸水中焯一下，捞出过凉水，装盘。

② 干辣椒洗净，切小段。

③ 大蒜捣泥，与盐、白糖、鸡精及少许水调成蒜泥味汁，浇在莴笋上。

④ 炒锅放油烧热，爆香花椒后捞出不用，再放入干辣椒段炸至焦黄，趁热将辣椒油浇在莴笋丝上即成。

莴笋炒虾仁

原料：莴笋250克，基围虾150克，干红辣椒1个，盐、姜末、蒜末、料酒、淀粉、植物油各适量。

做法：① 莴笋洗净，切成1厘米许的方丁；干辣椒洗净，切小段。

② 基围虾去壳、头、尾、虾线，剥出鲜虾仁，用料酒、盐、淀粉腌片刻。

③ 炒锅放油烧热，倒入虾仁滑炒至变色，盛出。

④ 锅中留底油少许，下蒜末、姜末爆香，倒入莴笋丁翻炒一下，放入辣椒段，待莴笋丁炒至变深绿色时入盐调味，放入虾仁炒匀即成。

紫菜
——软坚散结的海产品，老人儿童常食好处多

防治肿瘤：乳腺癌、甲状腺癌、淋巴癌、大肠癌、脑肿瘤等。

紫菜属于高蛋白、低脂肪美食，每百克含蛋白质为 24 ~ 28 克，较大多数蔬菜都高；富含胆碱，有益大脑，提高记忆力；所含钙、铁等成分，则是维持骨骼、牙齿生长和健康必不可少的营养素，最宜老人、长身体的儿童食用。吃紫菜还能辅助治疗下肢水肿、高血压，这与紫菜含强利尿剂甘露醇有关。中医认为，紫菜有软坚、化痰、散结、清热、利尿的功效。

别名：紫英、索菜。　　　　　　　　　　　　性味：性凉，味甘、咸。

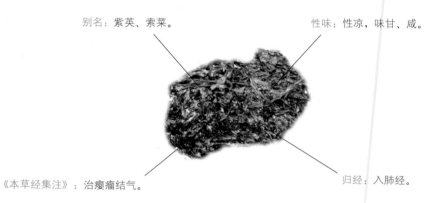

《本草经集注》：治瘿瘤结气。　　　　　　　归经：入肺经。

为什么能防癌

1 紫菜含有的多糖是重要的防癌成分，在增强机体免疫力的同时，还可以和人体内的重金属结合，形成络合物，直接排出体外。每天喝一碗紫菜汤，即可起到排毒、抗衰老的作用。

2 紫菜富含碘，是人体补碘的重要食材。人体内碘不足，易患甲状腺肿大、甲状腺癌。

3 紫菜为富硒食物，每百克干紫菜含硒高达7.22微克。硒能阻断自由基对人体细胞的攻击，防细胞衰老与突变。吃时，搭配香菇、豌豆苗、胡萝卜更营养。

用心选购

品质好的紫菜色泽紫红，无泥沙杂质，干燥。如果泡水后紫菜呈蓝紫色，意味着其生长时便已受到污染，勿购勿食。

储藏保鲜

将紫菜装入塑料袋中，存放在干燥处，防止反潮。

◇ 紫菜食用前用清水泡发，并换水1~2次，以清除所含的有毒成分。

◇ 紫菜+虾皮：做羹喝，治疗胰腺癌、卵巢癌。

◇ 紫菜+蛤肉（带壳）：煮食，治疗甲状腺癌。

◇ 紫菜+白萝卜：煮食，可以清肺热，治咳嗽。

✕ 紫菜+柿子：同食影响钙的吸收。

✕ 脾胃虚寒的人不宜食用。

🍲 防癌这样吃

海米紫菜汤

原料：紫菜1张，海米15克，鸡蛋1枚，青菜叶、酱油、盐、葱末、植物油各少许。

做法：① 紫菜撕碎，冲洗干净，放入汤碗中。

② 海米用热水浸软泡透；鸡蛋磕入碗中，打成蛋液。

③ 锅中放油烧热，下葱末炝锅，加适量水，下海米，用小火煮片刻，放酱油、盐调味，淋入鸡蛋液，放青菜煮熟。

④ 将海米鸡蛋汤浇入紫菜汤碗中即成。

土豆泥紫菜卷

原料：土豆250克，胡萝卜100克，青豌豆50克，鸡蛋1枚，紫菜若干，盐、香油、胡椒粉各适量。

做法：① 土豆入锅蒸熟，去皮，捣成泥糊；鸡蛋煮熟，剥去壳，切成丁。

② 胡萝卜去皮，切丁，与青豌豆一起放入沸水锅中，加盐少许，焯熟。

③ 以上所有原料放入大碗中，入调料拌匀，制成馅料。

④ 将紫菜切成若干3厘米宽的条，分别放入调制好的馅料，一个个卷成圆柱状，装盘即成。

紫菜粥

原料：大米100克，干紫菜15克，猪瘦肉50克，盐、葱、胡椒粉、香油各适量。

做法：① 紫菜洗净；猪肉洗净，剁成肉泥。

② 大米淘洗干净，加水用大火烧沸。

③ 放入猪肉泥，煮至粥熟。

④ 放入紫菜、所有调料，稍煮即成。

紫菜鱼丸汤

原料：紫菜2片，鱼丸10个，香芹1根，料酒、醋、盐、香油各少许。

做法：① 紫菜撕片，冲洗干净；香芹择洗干净，切成小段。

② 锅中水加烧沸，放入鱼丸煮10分钟。

③ 放入芹菜、紫菜、料酒，煮至菜和鱼丸均熟，入醋、盐、香油调味即成。

绿豆芽——解毒清热，适宜喝酒吸烟的人食用

绿豆芽热量低，含水分、膳食纤维多，常食可助人减肥。含粗纤维成分，嚼食豆芽过程中能够清洁牙齿上的污垢，起到美齿护齿的作用。中医认为，绿豆芽能清热消暑，解毒利尿，解酒毒。夏季时小儿中暑、感冒，可将绿豆芽与白菜根加水同煎，绞汁喝即见效。

别名：豆芽菜。

性味：性凉，味甘。

《本草纲目》：解酒毒、热毒，利三焦。

归经：入心、胃经。

为什么能防癌

1 绿豆本不含维生素C，经水发成绿豆芽后，反而产生许多维生素C，较苹果还丰富。烹调时用大火快炒，可使维生素C大量保存，预防机体因维生素C缺乏引起的细胞突变。

2 食用绿豆芽含维生素B_2，它参与着人体皮肤、黏膜组织的构建，常患口腔溃疡的人食用绿豆芽有辅助治疗作用。人体缺乏维生素B_2时，易患消化系统肿瘤、宫颈癌等。

3 绿豆芽所含的叶绿素能保护胃黏膜，阻止香烟中的有害成分刺激胃，起到防胃癌的作用，故烟民吃绿豆芽有益。

用心选购

优质绿豆芽长5～6厘米，粗细、所含水分均适中，无异味。无根、有异味的豆芽极可能使用化肥发制，勿买。

储藏保鲜

绿豆芽应现买现吃，吃不完的应先用清水洗净，控水后放进保鲜袋中，排出袋内空气，扎紧袋口，入冰箱冷藏。

✅ 绿豆芽大火快炒可减少维生素C损失。

✅ 绿豆芽+鲫鱼：煮汤食，助产妇通乳。

✅ 绿豆芽+醋：令炒出的豆芽更美观，蛋白质等营养素保留。

❌ 绿豆芽+猪肝：同食妨碍营养素的吸收。

防癌这样吃

薏苡拌芽菜

原料：绿豆芽250克，薏米15克，葱末、盐、醋、香油各适量。

做法：① 薏米淘洗干净，浸泡4小时，放入碗中，上笼蒸熟。

② 绿豆芽洗净，入沸水中焯熟，捞出过凉水。

③ 绿豆芽、薏米装盘，撒上调料，拌匀即成。

绿豆芽炒韭菜

原料：绿豆芽250克，韭菜150克，姜丝10克，料酒10毫升，盐、醋、水淀粉、植物油各适量。

做法：① 绿豆芽洗净，沥去水；韭菜择洗干净，切成3厘米长的段。

② 炒锅放油烧热，放入姜丝煸香，倒入绿豆芽翻炒，烹入料酒。

③ 放入韭菜段，撒入盐炒匀，再烹入醋，出锅前用水淀粉勾芡即成。

绿豆芽拌干丝

原料：绿豆芽250克，豆腐干2块，酱油15毫升，白糖、盐、香油各少许。

做法：① 绿豆芽洗净；豆腐干切成丝。

② 将绿豆芽、豆腐丝分别入沸水中焯熟，沥去水分。

③ 将绿豆芽、豆腐丝装盘，放入调料拌匀即成。

银芽香菇丁

原料：绿豆芽350克，香菇5朵，青椒1个，姜末、白糖、盐、酱油、淀粉、植物油各适量。

做法：① 绿豆芽洗净，入沸水中焯熟，装盘备用；香菇洗净，切丁；青椒洗净，去蒂、子，切丁。

② 取碗一只，放入白糖、盐、酱油、淀粉及适量水，调成芡汁。

③ 炒锅放油烧热，放入姜末、香菇丁翻炒2分钟，倒入芡汁煮5分钟至浓稠。

④ 放入青椒丁烧至断生，起锅浇在绿豆芽上即成。

丝瓜

——刺激人体产生干扰素，炒炖做汤皆可口

防治肿瘤：鼻咽癌、甲状腺癌、乳腺癌、睾丸癌、食管癌、贲门癌等。

丝瓜营养全面，所含蛋白质、钙等营养素是一般瓜果的 1~2 倍。有的女孩子将丝瓜称为"美人水"，原因是丝瓜含有维生素 B_1、维生素 C，能消除皮肤斑块，防止皮肤老化，令肌肤洁白细嫩。中医认为，丝瓜具有清热凉血、生津解渴、消肿解毒、祛风化痰的功效，适用于热病、痰喘咳嗽、痔疮等症。

别名：天吊瓜、水瓜。

性味：性平，味甘。

《本草纲目》：熟食除热利肠。

归经：入肺、肝经。

为什么能防癌

1 丝瓜含有干扰剂诱生素，它能刺激人体产生干扰素，继而起到防癌、抗菌、抗病毒的作用。嫩丝瓜清热凉血，榨汁饮用即可治疗大肠癌便血。

2 丝瓜老熟枯干后，皮内有强韧纤维，即丝瓜络。丝瓜络是一味通经活络、清热化痰的中药，可治疗乳腺炎、乳腺癌、甲状腺癌、胸胁胀痛等疾病。如将丝瓜络煎水内服，即可治疗乳腺炎，乳房癌胁痛、口干，肝癌黄疸兼有瘙痒；若与夏枯草、甘草同煎，则可治疗甲状腺癌。

用心选购

挑选瓜形周正、粗细适中、外皮细嫩的丝瓜，成熟度正好。如果丝瓜皮色发暗、不青翠，且较粗，说明已经老了。

储藏保鲜

将丝瓜用纸包起来，放进塑胶袋中并扎紧袋口，入冰箱冷藏。

食用宜忌

✅ 丝瓜熟吃较好，如炒、做汤。

✅ 丝瓜+菊花：同食祛风化痰，清热解毒。

✅ 丝瓜络+橘核：煎水或煮粥喝，治疗乳腺癌。

✅ 老丝瓜皮+老生姜皮：炒后用白酒送服，治疗睾丸癌。

❌ 丝瓜+白萝卜：同食伤元气。

🍲 防癌这样吃

丝瓜烧香菇

原料：丝瓜450克，水发香菇50克，姜末、盐、料酒、水淀粉、香油、植物油各适量。

做法：① 丝瓜去皮，洗净，切片；香菇去蒂，洗净。

② 炒锅放油烧热，入姜末煸香，放入丝瓜片、香菇翻炒片刻，入料酒、盐、味精调味，淋少许水煮沸。

③ 待丝瓜炒至入味，以水淀粉勾芡，淋入香油即成。

丝瓜炖豆腐

原料：丝瓜300克，冻豆腐100克，葱末、酱油、盐、味精、鲜汤、水淀粉、植物油各适量。

做法：① 丝瓜去皮，洗净，切成菱形块。

② 冻豆腐解冻后切成方块。

③ 炒锅放油烧热，入丝瓜炒软，再放入鲜汤、酱油、盐、葱末，煮沸。

④ 加入豆腐块，用小火炖至豆腐、丝瓜入味，以水淀粉勾芡即成。

番茄丝瓜汤

原料：丝瓜350克，番茄150克，鲜汤500毫升、葱末、盐、胡椒粉、猪油各适量。

做法：① 丝瓜去皮，洗净，切片；番茄洗净，去蒂，切薄片。

② 炒锅放猪油烧热，倒入鲜汤烧沸，入丝瓜片、番茄片煮至熟。

③ 入胡椒粉、盐、葱末调味即成。

丝瓜粥

原料：丝瓜50克，大米50克，绿豆25克，盐少许。

做法：① 大米淘洗干净；绿豆洗净，浸泡4小时。

② 丝瓜洗净，去皮，切成小丁。

③ 大米、绿豆同置锅中，加水用大火烧沸，再改用小火熬煮。

④ 待绿豆开花时，放入丝瓜丁，煮至粥稠时入盐调味即成。

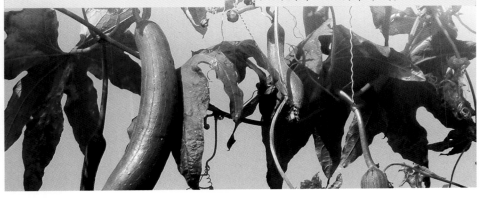

刀豆 ——温补脾肾，缓解消化道癌症不适

防治肿瘤：消化道癌症、肾癌及癌症放化疗不适。

　　刀豆质地脆嫩，肉厚可口，具有温补肾元、除腰痛的功效。风湿腰痛患者、老年肾气不足者，将刀豆搭配猪腰、香菇等同食，补益作用更强。刀豆行气止痛，适用于女性寒性痛经。刀豆子是一味常用中药，临床上单味研粉冲服，即可治疗胃癌、食管癌，或与黑豆、山药、黄芪等配伍应用。

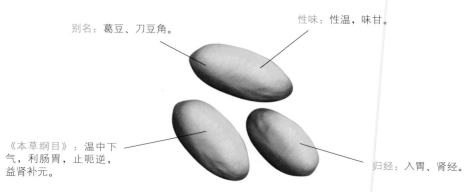

别名：葛豆、刀豆角。

性味：性温，味甘。

《本草纲目》：温中下气，利肠胃，止呃逆，益肾补元。

归经：入胃、肾经。

为什么能防癌

1 刀豆含植物凝集素，是一种蛋白质，它能促进淋巴细胞活化，增强有丝分裂，杀伤癌细胞。常食刀豆可预防酒精性肝癌；将刀豆子与薏米、赤小豆、黑豆同煎，则可治疗肾癌水肿。

2 刀豆子下气、止呕的功效非常强，人患食管癌、胃癌时，受癌肿影响，常会出现反胃、呕吐等不适，取老刀豆子与生姜煮水喝，可缓解症状。放化疗引起的胃肠不适，吃刀豆子也适用。

用心选购

　　刀豆以荚绿色、表皮光滑无毛、大而宽厚的为优。荚皮呈浅黄褐色时不要买。

储藏保鲜

　　青刀豆装入保鲜袋，密封，放冰箱冷藏，忌潮湿。

食用宜忌

　　✅ 刀豆煮熟透方可食用，以免中毒。

　　✅ 刀豆+羊肉：同食温补肾阳，提高免疫力。

　　✅ 刀豆子+猪肾：煮食，治疗肾癌。

　　❌ 刀豆+猪肉：同食致腹胀、腹泻。

刀豆炒土豆条

原料：刀豆250克，土豆250克，姜末、盐、生抽、植物油各适量。

做法：① 刀豆择洗干净，切小段。

② 土豆洗净去皮，切成粗条。

③ 锅中加水烧沸，将刀豆、土豆分别入水焯熟。

④ 炒锅放油烧热，入蒜末煸香，倒入刀豆条、土豆条翻炒，入生抽、盐炒至入味，出锅前撒蒜末即成。

一品刀豆

原料：刀豆350克，花生仁1小把，肉松1大勺，葱末、盐、料酒、鸡精、植物油各适量。

做法：① 刀豆择去老筋，洗净，切成段，用沸水焯至六七成熟，捞出沥水。

② 炒锅放油，用小火将花生仁炸熟。

③ 炒锅留底油，放入葱末爆香，倒入刀豆翻炒，入料酒、盐、鸡精炒匀。

④ 放入花生仁、肉松，炒匀即成。

香菇炒刀豆

原料：刀豆400克，鲜香菇75克，姜末、酱油、料酒、水淀粉、盐、味精、植物油各适量。

做法：① 刀豆择去老筋，洗净，斜刀切成3厘米长的段，入沸水锅中焯至六七成熟。

② 香菇洗净，切细条。

③ 炒锅放油烧热，下姜末煸香，烹入料酒，倒入刀豆段、香菇条快速翻炒，放生抽、盐及少量水，焖至熟透，出锅前用水淀粉勾薄芡。

刀豆焖牛肉

原料：刀豆300克，卤牛肉100克，胡萝卜50克，干红辣椒1个，蒜末、盐、植物油各适量。

做法：① 卤牛肉切片。

② 刀豆择去老筋，切小段；胡萝卜去皮，切片；干辣椒切小段。

③ 刀豆段、胡萝卜片分别用沸水焯至断生。

④ 炒锅放油烧热，入蒜末、辣椒段煸香，倒入刀豆段、胡萝卜片翻炒，再放入牛肉片翻炒，加盐、适量水，焖烧至菜入味即成。

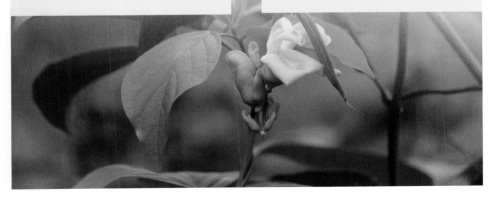

金针菇 ——益智养肝胃，含抗癌成分朴菇素

金针菇肉质鲜嫩，营养丰富，药用价值极高。干品所含的氨基酸约占全重的20%，其中赖氨酸特别高，对儿童智力发育、骨骼生长极为重要；含有多糖、矿物质等，具有明显的防癌抗癌作用。中医认为，常食金针菇利肝脏，益肠胃，助长增智。

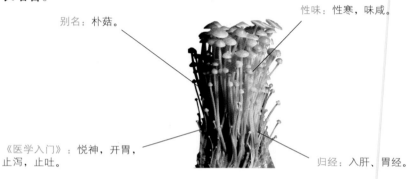

别名：朴菇。

性味：性寒，味咸。

《医学入门》：悦神，开胃，止泻，止吐。

归经：入肝、胃经。

为什么能防癌

1 金针菇含有一种特殊的碱性蛋白质，名为朴菇素，它具有抗癌活性，对癌细胞有明显的抑制作用。日常将金针菇煮食、炒食，就能防治各种肿瘤。

2 金针菇所含氨基酸高于一般菇类，其中精氨酸有利于预防肝脏疾病、胃溃疡。胃脏长期溃疡，增加癌变可能，故食用金针菇可预防胃癌。

用心选购

品质好的金针菇菌伞未开，菌柄长15厘米左右，整齐，基部未粘连，闻之有清香气。闻之如有异味，则可能经过熏、漂、染等人工处理，勿购。

储藏保鲜

将金针菇根部剪掉，在淡盐水中浸泡10分钟，沥去水，放入冰箱可冷藏3～7天。

食用宜忌

✅ 金针菇一定要煮熟后再吃。

✅ 金针菇+西兰花：同食增强肝脏解毒能力，提高机体免疫力。

✅ 金针菇+豆腐：同食益智、强体、防癌。

✅ 金针菇+紫菜：同食防治甲状腺癌。

✅ 金针菇性寒，脾胃虚寒的人少食。

❌ 患关节炎、红斑狼疮的人慎食，以免加重病情。

剁椒蒸金针菇

做法： 金针菇200克，剁椒酱40克，盐、醋、鸡精、胡椒粉、辣椒油各适量。

做法： ① 金针菇洗净，控干水分，整齐地码放盘中。

② 蒸锅加水烧沸，放入金针菇，用大火蒸5～6分钟至熟。

③ 取碗一只，放入剁椒酱、盐、鸡精、胡椒粉、辣椒油、醋，调成味汁。

④ 金针菇出锅时，浇上味汁即成。

金针鸡丝

原料： 鸡胸肉150克，金针菇200克，胡萝卜50克，鸡蛋1枚，水淀粉25克，料酒、盐、葱丝、青蒜段、姜汁、植物油各适量。

做法： ① 鸡胸肉洗净切丝，用蛋清、水淀粉抓匀挂浆；金针菇去根洗净，入沸水锅中余一下。

② 炒锅放油烧热，下鸡肉丝滑熟，捞出沥油。

③ 炒锅留底油少许，下葱丝煸香，放入金针菇翻炒两下，入料酒、盐、姜汁调味。

④ 倒入鸡肉丝急炒，加入青蒜段炒匀即成。

金针菇蛋花汤

原料： 金针菇200克，鸡蛋1枚，蒜片、葱末、花椒、香油、植物油各适量。

做法： ① 金针菇去根洗净，切段。

② 炒锅放油烧热，放花椒爆香，去花椒不用。

③ 放蒜片煸香，倒入金针菇段煸炒1分钟，加水沸煮3～5分钟。

④ 鸡蛋调打成蛋液，淋入锅中，入盐、葱末、香油调味即成。

金针菇蒸虾

原料： 虾250克，金针菇200克，粉丝75克，干红辣椒1个，姜丝、蒜末、葱末、料酒、胡椒粉、蒸鱼豉油、植物油各适量。

做法： ① 鲜虾剥去壳，剔去虾线，清洗干净，用料酒、胡椒粉和姜丝腌制15分钟。

② 粉丝用热水泡软；金针菇去掉根部，洗净。

③ 取蒸盘一只，先将粉丝铺在盘底，再放金针菇，最后把虾仁均匀地撒在最上面一层，入沸水锅中蒸3～5分钟，取出。

④ 干辣椒剁碎，与葱末、蒜末一同撒在虾盘上，再淋上一圈蒸鱼豉油。

⑤ 炒锅放油烧热，趁热将油浇在盘中即成。

竹笋 ——预防肠癌，烹饪时焯水味道好

防治肿瘤：大肠癌、乳腺癌及癌症放化疗。

竹笋一年四季皆生长，唯春笋、冬笋营养价值最高，味道佳。竹笋含脂肪、淀粉很少，属天然低脂肪、低热量佳蔬，肥胖人宜吃。富含蛋白质、膳食纤维、钙、磷、铁以及多种维生素，常食竹笋的人多长寿。中医认为，竹笋具有清热化痰、益气和胃、除治消渴、通利水道等功效。

别名：笋。

性味：性凉，味甘。

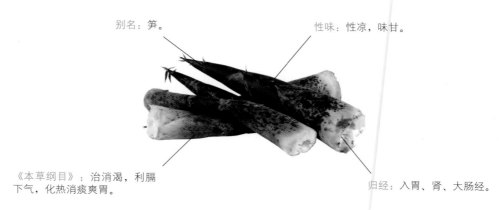

《本草纲目》：治消渴，利膈下气，化热消痰爽胃。

归经：入胃、肾、大肠经。

为什么能防癌

1 竹笋含蛋白质较一般蔬菜丰富，每百克达到2.6克之多。蛋白质中包括18种氨基酸，尤其是人体必需的色氨酸、谷氨酸、胱氨酸等。绝大多数氨基酸都具有防癌作用，可提高人体抗病能力。

2 竹笋所含的多糖成分具有抗癌作用，提升机体内多种酶的活性，具有逆转癌性恶病质、抑制癌症恶化的作用。

3 竹笋每百克膳食纤维含量平均为1.8克，是大白菜的2倍多。膳食纤维能清除肠道内的致癌物质，竹笋搭配海带等食用，防肠癌效果更强。

用心选购

竹笋应选笋壳完整、色泽鲜黄或淡黄、紧包笋肉，笋肉色白的。如果根部的"痣"点呈暗红或深紫色，说明笋已老，不要买。

储藏保鲜

鲜竹笋用保鲜膜包好，放冰箱冷藏，或制成笋干。

✅ 竹笋含草酸较多，食用前应焯水。

✅ 竹笋+黄花菜：炒食，防治乳腺癌、大肠癌。

✅ 竹笋＋香菇：同食健胃益气，补精填髓，适用于癌症放化疗调养。

✅ 竹笋＋鲫鱼：同食利尿消肿，滋补肾脏。

❌ 竹笋＋豆腐：同食易形成结石。

❌ 竹笋＋海鱼：同食易引发皮肤病。

🍚 防癌这样吃

竹笋炒鲜香菇

原料：竹笋2根，鲜香菇50克，盐、生抽、白糖、植物油各适量。

做法：① 竹笋剥去外皮，洗净，切成小条。

② 香菇洗净，切成细条。

③ 将竹笋条、香菇放入沸水锅中焯片刻，捞出沥干水分。

④ 炒锅放油烧热，放入笋条、香菇条翻炒，将熟时入盐、生抽、白糖调味，炒匀即成。

鸡味春笋条

原料：春笋500克，干红辣椒2个，料酒15毫升，鸡汤1碗，白糖、盐各适量。

做法：① 春笋剥去外皮，切去老根，切成条，入沸水锅中焯3～5分钟，除去涩味。

② 捞出笋，过凉水，然后与凉鸡汤一起下锅，烧沸。

③ 放入料酒、干辣椒，用小火煨煮8分钟。

④ 入盐、白糖调味，稍煨片刻即成。

春笋清粥

原料：春笋1根，糯米150克，葱末、盐、鸡精各适量。

做法：① 春笋剥去外皮，切去老根，洗净，切成薄片。

② 糯米淘洗干净，入锅，加水煮粥。

③ 煮至米粒开花时，放入春笋片。

④ 待粥熬至浓稠时，放入盐、鸡精搅匀，撒入葱末即成。

鲫鱼春笋汤

原料：鲫鱼1条，春笋200克，葱2根，姜片、盐、料酒、胡椒粉、植物油各适量。

做法：① 鲫鱼宰杀干净，用盐、料酒腌渍20分钟；葱剥皮去葱须，一根打结，一根切成葱末。

② 春笋剥去皮，切去老根，洗净，切成片，用沸水焯去涩味。

③ 炒锅放油烧热，下姜片爆香，再入鲫鱼煎至两面呈黄色。

④ 笋片入锅，加2碗水，烧沸后改用小火炖30分钟，以盐、胡椒粉、葱末调味即成。

荠菜 ——抗癌止出血，带根吃疗效高

荠菜食药两用，营养价值居百蔬之冠，尤其富含维生素C、维生素B_2。荠菜含有乙酰胆碱、谷甾醇等物质，可以降低血液、肝脏中的胆固醇。中医认为，荠菜具有培脾健胃、明目、止血、解毒、利尿等食疗价值，凉拌、炒肉、做汤、做面点皆宜。民间有"阳春三月三，食荠菜赛仙丹"的说法。

别名：地菜、荠菜。

性味：性凉，味甘。

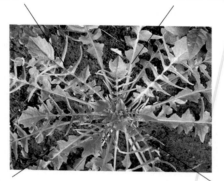

《名医别录》：荠菜，甘温无毒，和脾利水，止血明目。

归经：入脾、肺、肝经。

为什么能防癌

1 荠菜含有一种名为二硫酚硫酮的成分，具有抗癌作用。中医常将它与佛甲草一同煮水喝，治疗胃癌、肠癌、胰腺癌、子宫癌。

2 荠菜含有止血成分荠菜酸，故能止血，治疗子宫出血、癌症出血等。将荠菜、藕节一起煮水喝，适用于各种出血症。

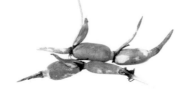

3 荠菜含三种抗氧化剂，分别是维生素C、胡萝卜素、黄酮类化合物，它们抑制致癌物，阻止胃、食管等上皮细胞突变。

用心选购

荠菜应选不带花的，比较鲜嫩，味道好。

储藏保鲜

将荠菜表面水分晒干，装入保鲜袋，放冰箱可冷藏3～5天。

若长期保存，应将荠菜焯水，装入保鲜袋，放进冰箱速冻。

食用宜忌

☑ 荠菜根食疗价值高，吃时不应摘除。

☑ 荠菜+胡萝卜：炒饭食，治疗各类癌症。

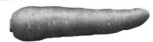

☑ 荠菜+大米：煮粥食，治疗大肠癌便血。

☑ 荠菜+百合：炒食，治疗肺癌虚证兼有痰血。

❌ 荠菜性寒，体虚、腹泻的人忌食。

🍜 防癌这样吃

蒜泥荠菜

原料：荠菜400克，大蒜5瓣，盐、醋、生抽、白醋、香油各适量。

做法：① 荠菜去老叶，洗净。

② 锅中加水烧沸，加少许盐，放入荠菜焯熟，捞出过凉水，装盘。

③ 大蒜捣成泥，与盐、白醋、生抽、香油共置碗中，调成蒜泥汁。

④ 将蒜泥汁浇在荠菜上，拌均即成。

荠菜拌豆腐干

原料：荠菜150克，豆腐干150克，盐、生抽、香油各适量。

做法：① 荠菜去老叶，洗净。

② 豆腐干洗净，切丝。

③ 锅中加水烧沸，将豆腐干丝、荠菜分别焯水，捞出沥水。

④ 荠菜、豆腐干丝装盘，放入所有调料，拌匀即成。

荠菜荸荠汤

原料：荠菜100克，荸荠100克，水发香菇50克，盐、香油、水淀粉、植物油各适量。

做法：① 荠菜摘去老叶，洗净，剁成碎末。

② 荸荠去皮，洗净，切成小丁；香菇洗净，切成小丁。

③ 炒锅放油烧热，倒入荸荠丁、香菇丁翻炒，加水用大火煮沸。

④ 倒入荠菜末，再煮15分钟，入盐、香油调味，用水淀粉勾薄芡即成。

荠菜窝窝头

原料：玉米面300克，面粉150克，荠菜250克，盐、白糖各少许。

做法：① 玉米面、面粉、盐、白糖都放入面盆中，用温水和成面团，然后饧30分钟。

② 荠菜摘去黄叶，洗净，放入沸水中焯一下，捞出过凉水，挤干水分，切细末。

③ 将荠菜末倒入面盆中，揉和混匀。

④ 将荠菜面团分成若干大小相同的面剂，分别捏成窝头生坯，入锅蒸熟即成。

糙米——抑制癌细胞繁殖，代替白米吃营养好

防治肿瘤：胃癌、大肠癌、前列腺癌、皮肤癌等。

糙米是只剥去粗糠，保留胚芽和内皮的稻米。与白米相比，所含蛋白质的质量较好，易被人体消化吸收。糙米含有锌、铬、锰等提高胰岛素敏感性的微量元素，而且它的碳水化合物被粗纤维所包裹，进入人体后消化吸收速度放慢，故而有助于糖尿病病人控制餐后血糖。

别名：胚芽米、玄米。

性味：性平，味甘。

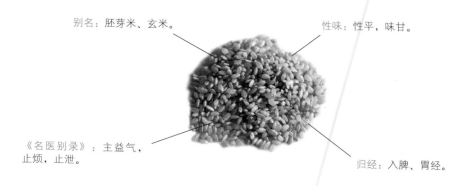

《名医别录》：主益气，止烦，止泄。

归经：入脾、胃经。

为什么能防癌

1 糙米胚芽内含有肌醇六磷酸（IP6），保健价值极高，除能降低胆固醇、血脂，治疗肾结石外，对前列腺癌也具有抑制作用。研究显示，IP6能减慢癌细胞的繁殖，并使之逆转为正常细胞。

2 糙米含有丰富的植酸、阿魏酸，能对抗太阳紫外线对肌肤的辐射伤害，抑制黑色素的形成，具有美肤、防皮肤癌的作用。

用心选购

应选表面呈浅黄色的糙米，它的胚芽保留率高，营养成分更好。

储藏保鲜

将糙米装袋密封，放在阴凉、通风处。注意防虫蛀。

食用宜忌

✅ 糙米+糯米：同食改善糙米粗糙的口感。

✅ 糙米+红薯：同食排肠毒，减肥，防癌。

✅ 糙米+荠菜：同食健脾补虚，止血，利尿。

❌ 有肠胃病的人吃糙米可致胃胀、腹泻。

木瓜二米粥

原料：糙米50克，薏米20克，木瓜300克，红枣10颗。

做法：① 糙米淘洗干净，用温水泡涨；薏米洗净，用温水浸泡2小时。

② 木瓜洗净，去皮、瓤，切小块；红枣洗净，泡软。

③ 糙米放入砂煲中，加水煮15分钟，再倒入薏米、红枣煮10分钟。

④ 放入木瓜块，煮至米熟木瓜香软即成。

牛奶南瓜糙米糊

原料：糙米75克，南瓜150克，牛奶250毫升，白糖少许。

做法：① 糙米洗净，用温水泡涨；南瓜去皮、瓤，切成小丁。

② 糙米入锅，加水煮至八九成熟。

③ 放入南瓜丁，煮至米熟瓜软时离火。

④ 把煮好的糙米南瓜倒入料理机中，再倒入牛奶，加入白糖，打成米糊即成。

黑豆糙米饭

原料：糙米250克，玉米渣100克，黑豆150克。

做法：① 黑豆洗净，用水浸泡4小时。

② 糙米淘洗干净，用水浸泡1夜。

③ 将糙米、黑豆、玉米渣倒入锅中，加水适量，煮至粥熟即成。

双果糙米粥

原料：糙米50克，小米50克，黄桃30克，芒果30克。

做法：① 糙米洗净，用水泡涨。

② 黄桃、芒果分别洗净，切成丁。

③ 小米淘洗干净，与糙米一同入锅，加水煮至粥八成熟。

④ 倒入黄桃丁、芒果丁，煮至粥熟即成。

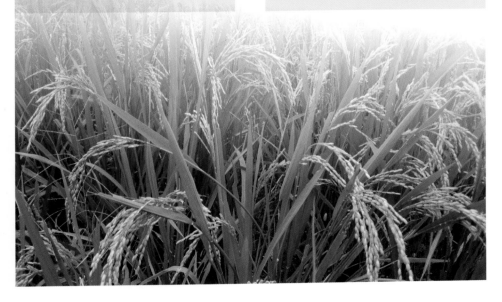

玉米 ——防癌多面手，营养心血管的良谷

玉米为粗粮之一，含有丰富的不饱和脂肪酸，与玉米胚芽中的维生素E协同作用，降低血液胆固醇的浓度，预防动脉粥样硬化、高脂血症、高血压等慢性病，抗衰作用明显。玉米含有类黄酮成分，可防止老年人视网膜黄斑变性，常吃能明目。

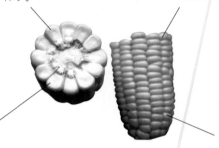

别名：玉蜀黍、苞谷、棒子。

性味：性平，味甘。

《本草推陈》：为健胃剂。煎服亦有利尿之功。

归经：入肝、肾、膀胱经。

为什么能防癌

1 玉米含有抗氧化剂谷胱甘肽，其抗氧化能力较维生素E更强，不仅使加速人体衰老的自由基失去作用，还能"锁住"致癌物质，令它们失去活性，并通过消化道排出体外。

2 玉米含有叶黄素、玉米黄质两种自然色素，均属于类胡萝卜素。叶黄素有益心脑血管健康，预防大肠癌、肺癌、子宫癌等肿瘤；玉米黄质在预防皮肤癌、肺癌方面表现不俗。

3 玉米含矿物质硒，每百克干品含量达4.1微克。硒与玉米所含的维生素E联合作用，预防10多种肿瘤，尤其是乳腺癌、直肠癌。取玉米粒水煎至赤褐色服用，可治疗胃癌、胰

腺癌。

4 玉米须、玉米芯可直接入药，具有消水肿、利尿之功，煮食可治疗癌性水肿。

用心选购

鲜玉米：玉米粒饱满且手按有弹性，顶端有小凹坑的玉米已老化。

玉米面：将玉米面在手掌中捻搓几下，如果掌心留有黄色物质，说明玉米面中掺兑有颜料，勿购。

储藏保鲜

鲜玉米：带一层皮装入保鲜袋中，放冰箱内冷藏。

玉米面：装入干净的塑料袋中，放在通风处。

✅ 玉米须+绞股蓝：煎水喝，治疗原发性肝癌。

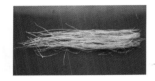

❌ 霉变的玉米会产生致癌物质黄曲霉素，勿食。

❌ 玉米所含的蛋白质中缺乏色氨酸，长期单一食用易发生癞皮病。

防癌这样吃

红薯玉米粥

原料：玉米渣100克，玉米面20克，红薯200克。

做法：① 红薯洗净，去皮，切成小块。
② 锅中加水适量，倒入红薯块、玉米渣，煮至红薯熟烂。
③ 玉米面放入碗中，加水少许，调成糊。
④ 将玉米糊倒入锅中，搅匀，稍煮即成。

玉米面窝头

原料：玉米面500克，糯米粉50克，白糖25克。

做法：① 玉米面、糯米粉、白糖倒入面盆中，倒入适量温水，和匀揉成面团。
② 将面团分成若干小面剂，用手捏成窝头形状。
③ 将窝头生坯入锅，蒸熟即成。

松仁玉米

原料：嫩甜玉米1根，松子仁30克，胡萝卜50克，青豌豆50克，盐、白糖、胡椒粉、植物油各适量。

做法：① 嫩玉米煮熟，剥取玉米粒；胡萝卜洗净，切成玉米粒大小的丁；青豌豆洗净，煮熟备用。
② 松子仁入锅，用小火炒熟，盛出。
③ 炒锅放油烧热，下胡萝卜、玉米粒煸炒出香味，倒入熟青豌豆翻炒两下，入以盐、白糖、胡椒粉调味。
④ 放入松子仁，翻炒均匀即成。

美味玉米羹

原料：玉米罐头1罐，牛肉100克，鸡蛋2枚，盐、水淀粉各适量。

做法：① 牛肉洗净，切成小丁；鸡蛋磕入碗中，打成蛋液；玉米罐头启开。
② 锅中加水适量，先用大火烧沸，倒入玉米，再次烧沸。
③ 往锅中倒入牛肉粒，搅匀。
④ 淋入鸡蛋液，用水淀粉勾芡，搅动至蛋液成蛋花状，入盐调味即成。

薏米——生命健康之禾，理想的抗癌食物

薏米营养价值很高，有"生命健康之禾"之誉，以水煮软或炒熟，有利于肠胃的吸收，助人长气力，消除身体乏力。含有丰富的蛋白质分解酵素、维生素 B_1，能软化皮肤角质层，除斑荣发，美白护肤。薏米还是一味常用的利水渗湿中药，有利水消肿、健脾除湿、清热排脓的功效。日本把薏米列为防癌食品，抑癌率约为35%。

别名：薏苡仁、六谷米。

性味：性凉，味甘、淡。

《草木便方》：能消积聚症瘕，通利二便，行气血。治胸痞满，劳力内伤。

归经：入脾、肺、胃经。

为什么能防癌

1 薏米含蛋白质高达12.8%，B族维生素、矿物质、膳食纤维等也较丰富。其营养成分配比科学，易被人体吸收，常煮粥吃能滋补身体，提高抗病、防癌的能力。

2 薏米含抗癌物薏米脂成分，具有抑制癌细胞生长的作用，有助于消化道肿瘤、肺癌、宫颈癌的康复，还能减轻肿瘤患者放化疗后产生的毒副反应。例如：将薏米焙焦研碎，煎水喝可治疗胃癌；薏米与小米等煮粥吃，用于癌症放化疗调养，效果非常好。

用心选购

颗粒饱满，白色或黄白色，有光泽，抓一把手掌中不留粉末的薏米为上品。米粒中见黑点的，品质差。

储藏保鲜

薏米晒干，打包放冰箱贮藏。夏日室温下易生蛀虫。

食用宜忌

✅ 薏米质硬，烹煮前用水浸泡2小时以上。

✅ 关节炎、水肿症患者宜食。

☑ 薏米+糯米：煮粥食，治疗宫颈癌、子宫癌、胃癌等。

☑ 薏米+赤小豆：煮粥食，治疗膀胱癌。

☑ 薏米+山药：同食祛湿利水，健脾补肺，适用于癌症康复期调养。

☒ 小儿、孕妇及便秘者不宜食用。

🍲 防癌这样吃

薏米排骨冬瓜汤

原料：猪大排500克，薏米100克，冬瓜300克，盐4克，姜片10克。

做法：① 薏米洗净；猪排洗净；冬瓜洗净，切成5毫米厚的片。

② 猪排下锅，加水用大火煮沸，撇去浮沫，捞出沥水。

③ 取砂锅一只，倒入沸水，放入焯好的猪排、冬瓜片、薏米和生姜片，用大火烧沸，撇去浮沫。

④ 改用中小火炖1小时至熟，入盐调味即成。

香菇薏米饭

原料：大米250克，薏米50克，香菇50克，油豆腐3块，青豌豆1/2碗，盐、植物油各适量。

做法：① 薏米洗净，用水浸泡2小时；大米淘洗干净。

② 香菇用温水泡发，去杂洗净，切成小块。

③ 油豆腐切成小块。

④ 大米、薏米、香菇丁、油豆腐块倒入盆中，混匀，加植物油、盐调味，撒上青豌豆，上笼蒸熟即成。

薏米银耳羹

原料：薏米150克，银耳100克，白糖、糖桂花、水淀粉各适量。

做法：① 薏米洗净，用温水浸泡2小时。

② 银耳用水泡发，去杂质，洗净。

③ 锅中放入银耳、白糖及适量水，用大火煮沸。

④ 放入薏米煮熟，用水淀粉勾薄芡，放糖桂花，拌匀即成。

薏米粥

原料：薏米50克，大米50克。

做法：① 薏米淘洗干净，用温水浸泡2小时。

② 大米淘洗干净，与薏米同入锅中，加水适量，如常法煮至粥成。

燕麦 ——排毒防癌好处多，煮着吃最适宜

防治肿瘤：大肠癌、肝癌以及癌症放化疗调理。

　　燕麦是重要的养生谷粮，营养优于大米、小麦、小米，含膳食纤维较多。所含膳食纤维是玉米的7倍多。连吃燕麦3个月，每天100克，降低血液胆固醇、甘油三酯的效率近90%。吃燕麦能有效地控制餐后血糖升高，是糖尿病患者的理想食材。中医认为，燕麦具有益肝和胃的功效，用于肝胃不和所致的食少、消化不良、大便不畅。

别名：雀麦、野麦。

性味：性平，味甘。

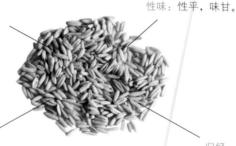

《本经逢原》：益肝和脾。

归经：入肝、脾、胃经。

为什么能防癌

1 燕麦所含的纤维多为水溶性纤维——β-葡聚糖，它在肠道内能维持肠道菌群平衡，清除肠道毒素，预防大肠癌；能增强巨噬细胞的活力，杀灭入侵的病毒、细菌，如剿杀肉瘤细胞、黑色素细胞等，抑制肝癌、乳腺癌等发生。燕麦片煮食比直接冲调防癌效果更好，因为β-葡聚糖溶出更多。

2 燕麦含有丰富的钙、磷、铁等矿物质，有利于骨骼健康和促进造血机能，减轻电离辐射对人体的伤害，防止辐射致癌。燕麦与牛奶、苹果等搭配食用，防辐射效果更强。

3 燕麦含铁、硒较多，是癌症病人放化疗的首选食品。

用心选购

　　燕麦应选颗粒大小均匀，饱满坚实，富有光泽的。表皮如果脱落，表示已经变质，勿买。燕麦煮后越黏稠的，保健价值越高。

储藏保鲜

　　将燕麦密封起来，放在阴凉、干燥处，可防止生虫。

✅ 燕麦+香菇：同食防癌，抗衰老。

✅ 燕麦+胡萝卜：同食防癌，明目，抗衰老。

✅ 燕麦+菠菜：同食影响人体对钙质的吸收。

❌ 燕麦一次吃太多会引起胃胀气。

🍲 防癌这样吃

燕麦粗粮饭

原料： 燕麦40克，小米30克，大米100克。

做法： ① 上述原料分别淘洗干净，燕麦用水浸泡1小时。

② 取电饭锅，放入燕麦、小米、大米，如常法焖至饭熟即成。

燕麦豆浆

原料： 燕麦30克，黄豆60克，白糖适量。

做法： ① 黄豆、燕麦洗净，用水浸泡1夜。

② 将泡好的黄豆、燕麦倒入豆浆机内，打成豆浆，倒入碗中。

③ 放入白糖，搅匀即成。

燕麦南瓜粥

原料： 燕麦片30克，大米50克，南瓜200克，葱末、盐各适量。

做法： ① 南瓜洗净，去皮，切成小丁块；大米淘洗干净。

② 大米入锅，加水用大火烧沸。

③ 往锅中倒入南瓜丁，煮至米快熟烂时，放入燕麦片，再煮10分钟至粥熟。

④ 入盐、葱末调味，搅匀即成。

洋葱燕麦饼

原料： 燕麦500克，洋葱250克，鸡蛋4枚，盐、五香粉、植物油各适量。

做法： ① 燕麦倒入料理机中打成粉。

② 洋葱洗净，剁成小丁；鸡蛋磕入碗中，打成蛋液。

③ 取面盆一只，放入燕麦粉、洋葱丁、鸡蛋液、盐、五香粉及适量水，搅和成面糊。

④ 平底锅刷油烧热，舀入适量面糊，摊成饼状，两面煎熟即成。

绿豆——降脂抗癌，夏季煮汤喝防中暑

防治肿瘤：肝癌、甲状腺癌、肺癌、皮肤癌、绒毛膜癌等。

绿豆含有大量的蛋白质、B族维生素、钙、磷、铁等营养成分，有清洁肌肤、祛除角质、抑制青春痘等美容作用。性凉，有清热解毒、止渴消暑的功效。在烈日炎炎的夏天，喝上一碗清凉可口的绿豆汤，汗消热解，周身清爽。常以绿豆为食，可防治肝、肺、甲状腺、皮肤等部位的肿瘤。

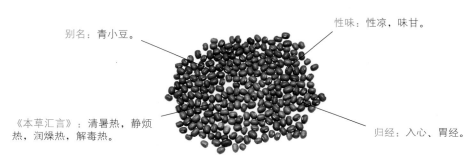

别名：青小豆。

性味：性凉，味甘。

《本草汇言》：清暑热，静烦热，润燥热，解毒热。

归经：入心、胃经。

为什么能防癌

1 每百克绿豆中含蛋白质约21.6克，比鸡肉、猪肉、牛肉还要高。将绿豆磨成豆浆喝，其蛋白、鞣质等成分可保护胃肠黏膜，与有机磷农药、汞、砷、铅化合物等结合成沉淀物，降低毒素对人体的伤害。

2 绿豆含有香豆素、生物碱、植物甾醇等众多生物活性物质，可增强人体免疫功能，间接发挥抗菌、抗炎的作用，并抑制癌细胞生成。

民间将绿豆用口嚼碎，敷在患处治疗甲状腺癌、皮肤癌。

用心选购

绿豆选豆粒饱满，大小均匀，颜色鲜艳的。豆粒颜色灰暗或豆粒干瘪的为陈豆，勿购。

储藏保鲜

绿豆装入塑料壶或塑料瓶中存放，或放入冰箱冷冻1周取出，可避免生虫。

食用宜忌

✅ 患高血压、高脂血症的人宜食。

✅ 绿豆+猪肝：煮粥食，治疗肝癌。

✅ 绿豆+紫草：煎水喝，治疗绒毛膜癌。

❌ 绿豆+狗肉：同食可致腹胀。

❌ 绿豆+药物：同食降低药物的疗效。

苦瓜煲绿豆

原料：苦瓜500克，绿豆120克，盐少许。

做法：① 新鲜苦瓜一剖为二，洗净，去瓤，切成块。

② 绿豆洗净，用水浸泡3小时，洗净沥水。

③ 将绿豆放入汤锅中，加水适量，用大火烧沸。

④ 放入苦瓜，用中小火煲至绿豆开花，入盐调味即成。

猪肝绿豆粥

原料：大米60克，绿豆50克，猪肝150克，葱末、料酒、盐、香油各适量。

做法：① 猪肝洗净，切薄片，用料酒、葱末、盐拌匀，腌制10分钟。

② 绿豆洗净，用水浸泡3小时；大米淘洗干净。

③ 先将绿豆入锅，加水适量，用大火煮沸，再放入大米，改用小火煮至粥将熟。

④ 猪肝片放入锅中，煮三五沸，入盐、香油调味即成。

冬瓜绿豆汤

原料：冬瓜200克，绿豆50克，葱段、姜片、盐各少许。

做法：① 冬瓜去皮、瓤，洗净，切块；绿豆洗净，用水泡涨。

② 绿豆、葱段、姜片放入锅中，加水煮至豆软。

③ 放入冬瓜块，煮至冬瓜软而不烂，入盐调味即成。

绿豆百合粥

原料：绿豆30克，大米30克，干百合10克。

做法：① 绿豆洗净，用水浸泡3小时；大米淘洗干净。

② 干百合洗净，用水浸泡30分钟。

③ 将绿豆、大米共置锅中，加水适量，用大火煮沸。

④ 放入百合，煮至米豆熟烂、粥浓稠即成。

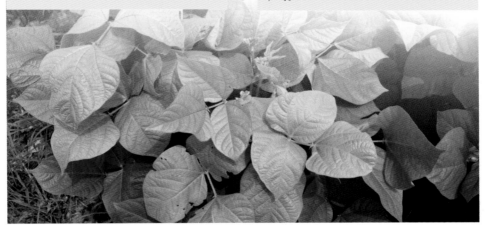

芝麻 ——润养五脏，营养细胞不衰老

防治肿瘤：脑癌、肺癌、肠癌等。

芝麻有黑、白两种，以黑芝麻为贵，自古以来被视为延年益寿之品。芝麻含脂肪、维生素E等营养素，常食有润五脏、强筋骨、益气力、益寿延年的功效，甚至能令白发变黑。近年研究显示，芝麻尤其是黑芝麻，个头虽小，防癌抗癌效果甚好。

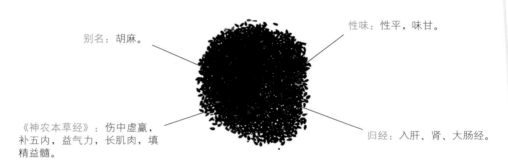

别名：胡麻。

性味：性平，味甘。

《神农本草经》：伤中虚羸，补五内，益气力，长肌肉，填精益髓。

归经：入肝、肾、大肠经。

为什么能防癌

1 芝麻富含油脂，其中油酸成分占很大的比例；含抗氧化剂维生素E，黑芝麻每百克高达50多毫克。油酸可提升维生素E的功效，阻止自由基破坏细胞，并能减少自由基数量，抗衰防细胞恶变。芝麻表皮较硬，直接食用会阻碍人体对芝麻营养成分的吸收，碾碎或制成芝麻酱吃更科学。

2 芝麻含有一种稀有的芝麻素成分，尽管含量只有0.5%，但它被肝脏代谢后，会生成强于维生素E数倍的抗氧化成分，能保肝护心，减轻高血压病对肾脏的伤害，恢复肝功能，更是防细胞突变的利器。芝麻炒熟食用抗氧化效果强于生食。

用心选购

黑芝麻：看芝麻的断面，如果为黑色，应为染色芝麻，勿购。

芝麻酱：瓶内浮油越少，产品越新鲜；取少量芝麻酱放入碗中，加少许水搅拌，越搅拌越干的为纯芝麻酱。

储藏保鲜

将芝麻密封，放干燥处；勿放入冰箱，潮湿的环境易出油变质。

食用宜忌

✓ 黑芝麻+海带：同食抗衰老，排毒防癌。

✓ 黑芝麻+桑叶：研末制蜜丸服，治疗肺癌。

✅ 黑芝麻+核桃仁：研末伴粥食，治疗食管癌。

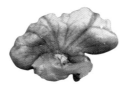

✅ 黑芝麻+红枣+黑木耳：煮汤喝，治疗白血病贫血。

❌ 芝麻+巧克力：影响人体对营养素的消化吸收。

❌ 慢性肠炎、腹泻的人过多食用芝麻，可加重病情。

🍲 防癌这样吃

三黑豆浆

原料：黑芝麻50克，黑豆50克，黑米50克，白糖适量。

做法：① 黑豆、黑米分别洗净，用水浸泡1夜。

② 黑芝麻去杂，上锅用小火炒熟，备用。

③ 取豆浆机，倒入黑豆、黑米、黑芝麻，加水适量，打成豆浆。

④ 豆浆过滤后倒入碗中，入白糖调味即成。

南瓜黑芝麻馅饼

原料：面粉400克，黑芝麻100克，南瓜150克，白糖、植物油、炼乳各适量。

做法：① 黑芝麻去杂，炒熟后碾成粉，与白糖、炼乳共置大碗中，调成馅料；南瓜洗净，蒸熟，搅打成泥。

② 面粉、南瓜泥放入面盆中，加水适量，揉和成面团，饧30分钟。

③ 将面团分成若干小面剂，分别擀成面皮，包入黑芝麻馅料，制成生饼坯。

④ 平底锅刷油烧热，将饼坯烙熟即成。

黑芝麻核桃粉

原料：黑芝麻100克，核桃仁50克，白糖适量。

做法：① 黑芝麻去杂，入锅用小火炒熟。

② 核桃仁倒入锅中，用小火焙2～3分钟，晾凉备用。

③ 将黑芝麻、核桃仁、白糖倒入料理机中，粉碎成末。

④ 装瓶备食，或冲开水服食，或佐粥、馍食用。

芝麻香蕉春卷

原料：春卷皮5张，香蕉4根，黑芝麻50克，植物油适量。

做法：① 黑芝麻去杂，炒熟后碾成粉。

② 将香蕉剥去皮，与黑芝麻粉同捣成泥，制成春卷馅料。

③ 取春卷皮，分别抹上馅料，折卷成若干春卷生坯。

④ 平底锅刷油烧热，放入春卷生坯，煎熟即成。

菱角

——4种癌症的克星，菱角壳可入药

防治肿瘤：胃癌、食管癌、子宫癌、乳腺癌等。

菱角主产于江南沼池中，富含蛋白质、碳水化合物，可代粮充饥，味道胜过藕粉。菱角的维生素C含量优于桃、香蕉、西瓜等水果，还含有钙、镁、锌、铁、硒等矿物质。生吃菱角有清热解毒、除烦止渴、解酒毒之功，熟食则益气健脾，特别适合食欲不振、饮食不化的人。

别名：水栗、菱实。

性味：性平，味甘、涩。

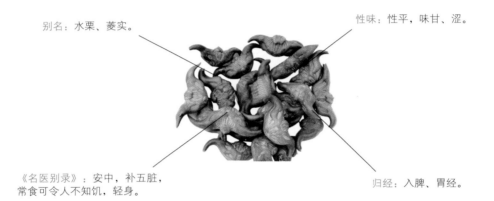

《名医别录》：安中，补五脏，常食可令人不知饥，轻身。

归经：入脾、胃经。

为什么能防癌

1 菱角含有一种AH-13的抗癌成分，对腹水型癌细胞的变性及组织增生有明显的抑制作用。菱角入食可防治胃癌、食管癌、子宫癌、乳腺癌等。例如，将菱角煮粥或捣碎制成糕点食用，预防癌症。日本则以菱角为主要成分，研制出一种高效抗癌药物。

2 菱茎、菱叶、菱壳皆可入食和入药，抗癌效果不俗。菱角壳抗癌效果强于菱肉，可煮水喝、煮粥食。

用心选购

菱角有二角菱、四角菱之分，以四角菱为首选，这种菱角才抗癌。

判断菱角成熟与否：熟菱角重，入水下沉；嫩菱角轻，浮于水面。

储藏保鲜

带壳菱角放阴凉干燥处，或装塑料袋放冰箱冷藏，袋须扎透气孔防发霉。

去壳菱角放保鲜盒中，再包一层保鲜膜，入冰箱冷藏。

✅ 生食菱角易伤脾胃，建议熟食。

✅ 菱角+荸荠：同食治疗鼻窦及副鼻窦恶性肿瘤。

✅ 菱角+薏米：煎汤或煮粥食，治疗乳腺癌、宫颈癌、食管癌。

❌ 菱角+猪肉：同食易致腹痛。

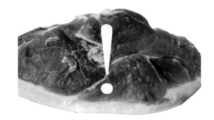

🖐 防癌这样吃

菱角粥

原料：糯米100克，菱角100克，红糖25克。

做法：① 菱角洗净，入沸水锅中煮熟，去壳取肉，切成绿豆大小的粒。

② 糯米淘洗干净，用水浸泡2小时，沥水。

③ 锅中加水适量，以大火烧沸，倒入糯米，改用小火煮至半熟时，加入菱角粒煮成粥。

④ 调入红糖，略煮即成。

菱角蒸糕

原料：菱角1000克，面粉500克，冰糖屑100克，植物油适量。

做法：① 菱角去壳、皮，捣烂，倒入面盆中。

② 面盆中再倒入面粉、冰糖屑及适用水，搅拌均匀。

③ 倒入植物油搅匀，制成软硬适度的面糊。

④ 将面糊摊到笼屉上，上锅蒸熟即成。

菱角烧香菇

原料：菱角750克，水发香菇100克，盐、味精、酱油、白糖、水淀粉、鲜汤、香油、植物油各适量。

做法：① 菱角去壳、皮，个大者一分为二；水发香菇洗净。

② 炒锅放油烧热，下菱角炸熟，捞出沥油。

③ 锅内留底油少许，下香菇煸炒，再放入菱角略炒，加入酱油、盐、鲜汤，盖锅盖焖烧3分钟。

④ 以白糖、味精调味，再用淀粉勾芡，淋上香油，出锅即成。

盐水菱角

原料：菱角500克，盐、姜片各适量。

做法：① 菱角用水浸泡30分钟，将外壳刷洗干净。

② 菱角放入锅中，加水，以刚没过菱角为度，用大火烧沸。

③ 放入盐、姜片，再煮20分钟，至菱角熟透即成。

莲子 —— 养心泻火，滋补体虚

莲子是食药两用的小坚果，营养丰富且全面，含蛋白质、钙、磷、钾、铁以及多种生物活性成分，具有养心安神、美容养颜、补肾益精的作用，最适合老年人滋补。莲子心极苦，能清热泻火，治疗口舌生疮；可强心，扩张外周血管，降低血压。莲子还有止泻之功，将老莲子研末，用米汤调服，治疗大肠癌腹泻。

别名：莲实、莲蓬子、莲肉。

性味：性平，味甘。

《日华子本草》：益气，止渴，助心，止痢。治腰痛，泄精。

归经：入心、脾、肾经。

为什么能防癌

1 莲子含棉子糖成分，擅长滋养补虚，通利气血，特别适用于久病、产后或老年体虚，正如《图经本草》："莲子捣碎和米作粥饭食，轻身益气，令人强健。"癌症患者晚期和放化疗后，身体衰弱，可用莲子煮粥来调养。

2 莲子含有氧化黄心树宁碱成分，能抑制鼻咽癌。如果莲子与芡实搭配食用，则可治疗子宫癌；莲子与山药、百合、银耳等同食，则有助于肺癌治疗。

用心选购

优质的莲子应颗粒饱满，外表带黄色，闻之有香味。外表特别白的，应经过人工漂白，最好勿买。

储藏保鲜

鲜莲子放进冰箱速冻较好；或晾晒至干燥，可以保存时间久一点。但应注意观察是否生虫、发霉。

食用宜忌

✅ 滑精、月经不调的人宜食。

✅ 莲子+桂圆+红枣：煮熟食，治疗肺癌干咳。

✅ 莲子+栗子+芡实：煮羹食，适用于胃癌康复期。

❌ 发霉的莲子忌食。

❌ 腹胀、大便干燥的人忌食莲子。

百合莲子山药豆奶

原料：黄豆50克，莲子20克，山药20克，鲜百合20克，红糖适量。

做法：① 黄豆洗净，用水浸泡1夜；莲子去心，用水浸泡1夜。

② 鲜百合剥开，洗净；山药去皮，洗净，切块。

③ 上述原料倒入豆浆机中，加适量水，打成豆浆。

④ 将豆浆倒出，调入红糖即成。

莲子芡实荷叶粥

原料：莲子30克，芡实30克，糯米60克，荷叶50克，白糖10克。

做法：① 莲子去心，洗净；芡实、糯米分别洗净。

② 荷叶洗净，扎成3～4个小卷。

③ 以上食材全部放入锅中，加水煮沸，再改用小火煮至粥成。

④ 拣去荷叶不用，入白糖调味即成。

百合莲子银耳羹

原料：莲子20克，干百合20克，银耳3朵，枸杞10克，冰糖100克。

做法：① 银耳用温水泡发，洗净，撕成小朵；莲子、百合和枸杞分别用温水泡发。

② 银耳放入砂煲内，加水适量，用大火煮沸，转小火煲至汤浓稠。

③ 放入冰糖、莲子，盖上锅盖以小火煮30分钟。

④ 放入百合、枸杞，再煮15分钟即成。

桂圆莲子汤

原料：莲子120克，鲜菠萝30克，樱桃30克，桂圆肉30克，冰糖50克，青豌豆15克。

做法：① 莲子去皮、心，加温水适量浸泡，隔水蒸至软烂。

② 桂圆肉洗净；鲜菠萝去皮，切成丁，樱桃洗净；青豆洗净。

③ 锅中放入冰糖、青豌豆、樱桃、桂圆肉、菠萝及适量水，置火上烧沸。

④ 往锅中倒入蒸熟的莲子及汤，稍煮即成。

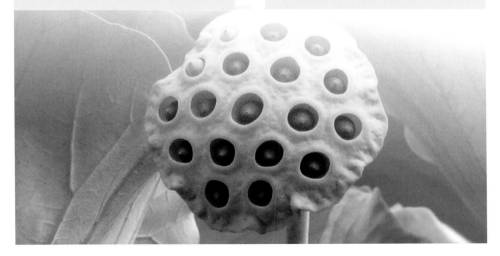

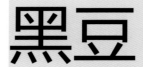

黑豆 ——含多种抗癌成分，补肾的黑种粒

黑豆为高蛋白、低脂肪食物，含钙、磷、铁、锌、铜、钼、硒等矿物质较多。古代很多药典均记载黑豆有驻颜、明目、乌发之功，常食可使皮肤白嫩。中医认为，黑豆入肾经，有解表清热、养血平肝、补肾壮阴、补虚黑发的食疗价值。

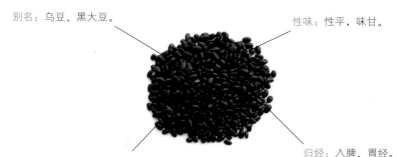

别名：乌豆、黑大豆。

性味：性平，味甘。

归经：入脾、胃经。

《本草纲目》：黑豆入肾功多，故能治水、消胀、下气，治风热而活血解毒。

为什么能防癌

1 黑豆皮为黑色，含有抗氧化剂花青素。花青素能清除体内自由基，特别是在胃内，抗氧化效果更好，除美容养颜之余，还能防胃肠等细胞癌变。

2 黑豆所含粗纤维约占4%，优于黄豆。粗纤维通便，对于吃精致食物的现代人来说，有助于降低肠道负担，预防便秘、痔疮、大肠癌。

3 黑豆富含维生素E、胡萝卜素，与花青素一样，二者均为抗氧化剂，防细胞氧化变质，降低肺癌、胃癌、肠癌、皮肤癌的发病率。

4 黑豆同黄豆一样，含有大豆黄酮苷等成分，具有雌激素样作用，能抑制前列腺癌、乳腺癌。

用心选购

黑豆应选豆粒圆润、大小均匀，皮色发黑发亮，捏起来坚硬的。

储藏保鲜

黑豆一般存放在通风、避光、干燥处，量少时可放在塑料瓶、塑料桶中。

食用宜忌

✅ 耳聋、遗尿的老人宜食。

✅ 黑豆+肉：煮汤或炒食，治疗癌症化疗后体虚、贫血。

❌ 炒黑豆多食上火。

❌ 小儿过量食黑豆可致腹胀。

❌ 黑豆恶五参（即人参、玄参、丹参、沙参、苦参）、龙胆。

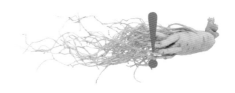

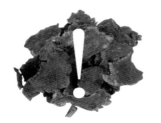

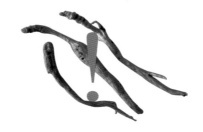

🍲 防癌这样吃

黑豆鱼头豆腐汤

原料：鱼头750克，豆腐250克，黑豆50克，姜末、盐、植物油各适量。

做法：① 鱼头洗净；豆腐洗净，切小块。

② 黑豆洗净，放入高压锅中煮20分钟，捞出。

③ 炒锅放油烧热，下姜末煸香，加水适量，放入鱼头、豆腐丁、黑豆，煮至鱼头熟、黑豆软烂。

④ 入盐调味，稍煮即成。

黑豆拌黄瓜

原料：黑豆50克，黄瓜250克，蒜末8克，熟芝麻10克，盐、醋、生抽、香油各适量。

做法：① 黑豆洗净，用水浸泡1夜。

② 黑豆倒入锅中，加适量水、盐，煮熟备用。

③ 黄瓜洗净，去蒂，顺长一剖两半，再切丁。

④ 黄瓜丁、黑豆共置拌盆中，放入调料拌匀，装盘即成。

黑豆圆肉红枣汤

原料：黑豆50克，桂圆肉15克，红枣50克。

做法：① 黑豆、红枣分别洗净。

② 取砂锅一只，放入黑豆、桂圆肉、红枣，加水1200毫升，以小火煎煮。

③ 熬煮至熟后，撇去汤面浮渣即成。

芝麻黑豆浆

原料：黑豆80克，花生仁10克，黑芝麻10克。

做法：① 黑豆洗净，用水浸泡4个小时。

② 花生仁洗净，用水浸泡2个小时。

③ 黑芝麻洗净。

④ 所有食材都放入豆浆机中，加水适量，打成豆浆即成。

豌豆 ——益脾和胃，适量食用通便防癌

豌豆既可做粮，又可做菜，含蛋白质、钾、镁、铁以及多种维生素，钾、镁能稳定血压，减轻心脏的负担。所含维生素K丰富，助中老年人增加骨密度，降低骨折的风险。中医学指出，豌豆有益脾和胃、生津止渴、利小便的功效，治疗脾胃虚弱、呕吐及腹泻。

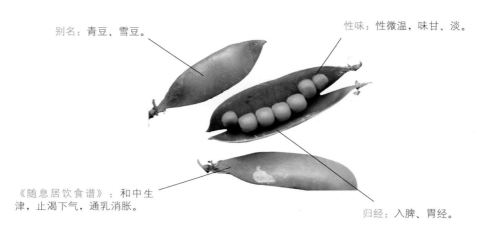

别名：青豆、雪豆。

性味：性微温，味甘、淡。

《随息居饮食谱》：和中生津，止渴下气，通乳消胀。

归经：入脾、胃经。

为什么能防癌

1 每百克豌豆含植物蛋白约20.3克，与大米、糯米相差无几，且含有人体所必需的8种氨基酸，常吃增强人体免疫功能，抗细胞突变、癌变。

2 豌豆含胡萝卜素较多，与豌豆中的维生素C、硒等成分共同作用于人体，可抑制致癌物质的合成，形成一道防癌屏障。

3 豌豆富含粗纤维，能促进大肠蠕动，令大便通畅，起到清肠毒、防肠癌的作用。

4 豌豆所含的止杈酸、赤霉素和植物血凝素等成分，具有抗菌消炎、增强新陈代谢的作用，可防肝炎。乙型肝炎日久，常恶变为肝癌。

用心选购

豌豆应选荚果扁圆形的，较嫩；而荚果正圆形、筋线凹陷的，表明豌豆已老。

储藏保鲜

带皮的青豌豆放入冰箱冷藏；或将豌豆去皮，装入塑料袋中，扎紧袋口，入冰箱冷冻。

✅ 豌豆煮汤喝，适用于肾癌有血尿者。

✅ 豌豆+玉米：同食为人体补充蛋白质，防肠癌。

✅ 豌豆+车前叶：煎水服，治疗各种癌症。

❌ 豌豆+醋：同食可致消化不良。

🍲 防癌这样吃

玉米豌豆羹

原料：青豌豆50克，鲜玉米粒300克，菠萝肉25克，枸杞15克，冰糖、淀粉各适量。

做法：① 玉米粒洗净，蒸熟备用；枸杞用水泡发。

② 菠萝切成玉米粒大小的丁；青豌豆洗净。

③ 汤锅置火上，加水适量，放入冰糖煮至溶化。

④ 倒入玉米、枸杞、菠萝丁、青豌豆煮熟，以淀粉勾芡即成。

三鲜豌豆

原料：青豌豆150克，冬笋50克，番茄50克，蘑菇30克，姜片、葱段、香油各5克，盐、味精、水淀粉、清汤、植物油各适量。

做法：① 青豌豆洗净，沥干水分；冬笋、蘑菇分别洗净，切丁；番茄用开水烫去皮，切丁。

② 炒锅放油烧热，放葱段、姜片爆香，倒入清汤烧沸。

③ 放入青豌豆、冬笋丁、蘑菇丁、番茄丁，烧沸后用盐调味。

④ 烧至各种菜熟时，用水淀粉勾芡，淋入香油即成。

豌豆炒胡萝卜

原料：鲜豌豆100克，猪肉50克，胡萝卜75克，葱末、姜末、盐、料酒、酱油、植物油各适量。

做法：① 青豌豆洗净；胡萝卜洗净，去皮，切成丁。

② 猪肉洗净，剁成肉末。

③ 炒锅放油烧热，放入葱末、姜末煸香，放肉末与胡萝卜丁，加少许料酒和酱油煸炒。

④ 倒入青豌豆，用旺火快炒，加盐调味，炒熟即成。

小米豌豆粥

原料：小米300克，青豌豆50克，胡萝卜25克。

做法：① 青豌豆洗净。

② 胡萝卜洗净，切丁。

③ 小米淘洗干净，加水煮粥，锅沸后改用中小火再煮5分钟。

④ 放入青豌豆、胡萝卜丁，以小火熬至粥浓稠即成。

小米——煮粥吃补体虚，胃癌术后调养必备

防治肿瘤：癌症恶病质及手术、放化疗后恢复期。

小米滋补作用强，擅长滋阴养血，煮粥食用最佳，被称为"代参汤"，言下之意可与人参相媲美。含钾、钙、镁等矿物质较为丰富，在改善血管弹性、通透性的同时，还有利尿作用，因此可用来辅助治疗高血压、肾炎水肿。胃癌手术、放化疗患者，将小米搭配山药、红枣一起食用，能补虚损，调理反胃、呕吐、失眠、心悸等不适。

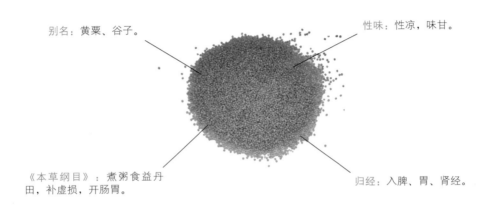

别名：黄粟、谷子。

性味：性凉，味甘。

《本草纲目》：煮粥食益丹田，补虚损，开肠胃。

归经：入脾、胃、肾经。

为什么能防癌

1 小米所含苏氨酸、蛋氨酸、色氨酸等氨基酸高于一般谷物，煮粥食易消化，最适合脾胃虚弱、病后体虚的人进补，如产妇、癌症手术患者。

2 小米富含维生素B_1、B_2，具有防治消化不良、反胃呕吐、口角生疮及失眠多梦的功能，与小米中的蛋白质、氨基酸协同作用，可用来缓解癌症放化疗引起的肠胃不适。若与红枣、茯苓等搭配食用，则能调理失眠、心悸。

用心选购

优质小米呈金黄色，米粒大小均匀，富有光泽，闻之有清香气。

储藏保鲜

小米放在阴凉、干燥、通风较好的地方。将1小袋花椒放到盛米容器中，则可防蛾类幼虫蛀食。

食用宜忌

✅ 小米煮粥不要太稀薄。

✅ 小米含赖氨酸不足，搭配米、面等食用，营养才全面。

✅ 小米+红薯：煮粥食，防癌或用于癌症康复期调养。

❌ 小米+杏仁：同食可引起呕吐、腹泻等不适。

❌ 虚寒、气滞体质的人少吃。

🍲 防癌这样吃

小米红枣花生粥

原料：小米100克，花生仁50克，红枣7颗。

做法：① 小米淘洗干净；红枣洗净。

② 花生仁洗净，用水浸泡30分钟。

③ 上述食材一同放入砂锅中，先用大火煮沸，再改用小火煮至米、枣、花生熟透，出锅即成。

小米南瓜粥

原料：小米100克，南瓜150克，冰糖少许。

做法：① 小米淘洗干净。

② 南瓜洗净，去皮，蒸熟捣成泥。

③ 小米入锅，加水适量，如常法煮至粥熟。

④ 放入南瓜泥、冰糖，稍煮几分钟即成。

小米山药粥

原料：小米100克，山药200克。

做法：① 小米淘洗干净。

② 山药洗净，去皮，切成小块。

③ 小米、山药块一同放入锅中，加水适量，煮至粥成。

茯苓红枣小米粥

原料：小米120克，茯苓15克，红枣10颗，冰糖少许。

做法：① 茯苓研碎；红枣洗净，去皮、核。

② 小米淘洗干净。

③ 小米、茯苓、红枣一同入锅，加水600毫升，先用大火煮沸，再改用小火煮至粥熟。

④ 放入冰糖，稍煮即成。

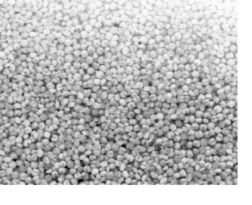

花生
——润肺和胃，带皮吃调理癌性贫血

防治肿瘤：癌性贫血及放化疗毒副反应。

花生富含蛋白质、脂肪，远远胜过猪肉，被誉为"植物肉"；含有较多的纤维素、维生素、氨基酸等，食疗保健价值突出。常食花生可促进脑细胞发育，增强记忆力，防止早衰。中医认为，花生具有和胃、润肺、化痰、补气、生乳、滑肠之功，主治营养不良、咳嗽痰多、产后缺乳等症。

别名：落花生、长生果。

性味：性平，味甘。

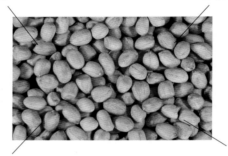

《滇南本草》：盐水煮食治肺痨，炒用燥火行血，治一切腹内冷积肚疼。

归经：入脾、肺经。

为什么能防癌

1 花生富含维生素E，每百克花生仁多达18毫克。维生素E是抗衰氧化剂，能延长细胞寿命，助生育。加之花生含有较多的硒，故能防癌。维生素E属于脂溶性维生素，花生油中含量较多，日常以花生油炒菜可进补。

2 花生所含维生素K较为特殊，具有止血、增加血小板的功能，与红枣等搭配食用，可辅助治疗癌症引起的贫血、放化疗后血小板下降。花生红皮（又名花生衣）含维生素K多于花生仁，所以花生带皮吃更好。例如，将花生仁带皮煮汤，可治疗有出血倾向白血病及贫血。

用心选购

带壳花生：选外壳纹路清楚而深、颗粒形状饱满的，霉变的勿购。

花生仁：选豆粒完整，表面光润，无外伤、虫蛀、发芽的。

储藏保鲜

带壳花生：装袋，放在阴凉、通风、干燥处即可。

花生仁：装入塑料袋内，扎紧袋口，放入冰箱冷藏。

✅ 炒花生多食上火，水煮更适宜。

✅ 花生仁（带皮）+桂圆：煮食，治疗白血病、癌性贫血。

✅ 花生红皮+红枣：煎水喝，治疗癌症放化疗后血小板下降。

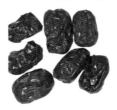

❌ 花生热量高，过量食用引发肥胖。

❌ 霉变花生可致肝癌，勿食。

❌ 痛风患者病发时禁食。

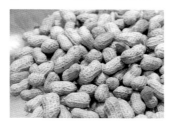

🍲 防癌这样吃

花生粥

原料：花生仁50克，红枣10颗，大米100克，冰糖适量。

做法：① 花生仁洗净，浸泡1小时。

② 红枣洗净，浸泡1小时。

③ 将大米淘洗干净，与花生仁、红枣共置锅中，加水适量，煮至粥将熟。

④ 加入冰糖搅匀，稍煮即成。

花生豆浆

原料：黄豆50克，花生仁50克，冰糖适量。

做法：① 黄豆用水浸泡1夜。

② 花生仁洗净，用水泡发。

③ 黄豆、花生仁共置豆浆机中，加水适量，打成豆浆，过滤倒入杯中。

④ 加入少许冰糖，搅匀即成。

香辣黄瓜花生碎

原料：黄瓜300克，花生仁碎80克，香菜20克，白醋、白糖、甜辣酱各适量。

做法：① 香菜择洗干净，切段。

② 黄瓜洗净，一剖两半，切成薄片，装盘。

③ 在黄瓜上撒上花生仁碎。

④ 将白糖、白醋浇在黄瓜片上，放入甜辣酱、香菜段，拌匀即成。

核桃花生露

原料：花生仁35克，核桃5枚，牛奶200毫升，白糖少许。

做法：① 核桃破壳取仁，洗净；花生洗净。

② 核桃仁、花生、牛奶倒入豆浆机中，加水适量，打成汁。

③ 倒出核桃花生露，入白糖调味即成。

核桃 ——滋补身体，防乳腺癌最突出

防治肿瘤：白血病、淋巴癌、胃癌、肝癌、骨肿瘤、乳腺癌等。

核桃是一种高级滋补坚果，民间素有"长寿果"之称。营养丰富，核桃仁所含脂肪多为不饱和脂肪酸，可降低胆固醇，预防动脉粥样硬化和冠心病；一些脂肪酸营养脑细胞，有健脑增智、提升记忆力的作用。核桃仁还具有补肾固精、强筋壮骨、止咳平喘、润肠通便等食疗作用。研究显示，每天吃几枚核桃对人体大有裨益，患乳腺癌和其他肿瘤的概率要小许多。

别名：胡桃。

性味：性温，味甘。

《本草纲目》：补气养血，润燥化痰，益命门。

归经：入肾、肺、大肠经。

为什么能防癌

1 核桃含丰富的 ω-3 脂肪酸，被人体吸收后能缓解工作、生活带给人的压力，减少抑郁症的发生。不良情绪是癌症滋生的土壤，故吃核桃有助于防癌。

2 核桃富含维生素E，每百克干品含量超过40毫克。维生素能阻止自由基对细胞膜的侵害，相当于为细胞膜筑起了一道"防火墙"。另外，核桃还含有锌、锰等微量元素，与维生素E协作，共同保护着细胞健康。

用心选购

核桃以个大圆整，壳薄白净，桃仁衣黄白，肉质白净的为优。如果仁衣泛油，说明已变质，勿购。

储藏保鲜

将核桃装进厚保鲜袋内，并放一些干燥剂，挤出袋内空气，扎紧袋口，放入冰箱冷藏。

食用宜忌

✔ 核桃含脂肪多，热量高，每天食用量控制在40克以内。

✅ 核桃+杜仲：煎水喝，治疗肾癌术后腰腿酸软。

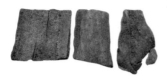

✅ 核桃泥+姜汁：加白糖拌食，治疗肺癌。

❌ 核桃+酒：同食可致咯血。

❌ 核桃+浓茶：同食生成难消化之物。

🍲 防癌这样吃

芡实核桃羹

原料：核桃仁15克，芡实粉30克，红枣7颗。

做法：① 核桃仁拍碎；红枣洗净，挖去核。

② 芡实粉倒入大碗中，加水搅成面糊。

③ 锅中加水烧沸，倒入芡实粉，用勺子不停地搅动。

④ 加入核桃仁碎、红枣，煮至羹糊熟即成。

核桃仁鸡丁

原料：鸡胸肉250克，核桃仁100克，水发香菇15克，玉兰片15克，火腿10克，鸡蛋1枚，料酒、盐、淀粉、清汤、植物油各适量。

做法：① 鸡胸肉洗净，去筋，切成丁，用淀粉、鸡蛋清上浆。

② 香菇洗净，切小丁；玉兰片、火腿分别切丁。

③ 核桃仁用油炸成黄色。

④ 炒锅留底油适量，倒入鸡丁滑炒至七成熟，放入香菇、玉兰片、火腿翻炒，加少许清汤，入味精、料酒、盐调味，烧至菜入味时用淀粉勾芡。

⑤ 加入核桃仁翻炒几下，出锅即成。

核桃仁炒韭菜

原料：核桃仁50克，韭菜250克，盐、香油各适量。

做法：① 韭菜择洗干净，切成3厘米长的段。

② 将核桃仁除去杂质，入香油锅中炸至黄色，捞出沥油。

③ 炒锅留底油少许，倒入韭菜段翻炒至断生，入盐调味，再稍炒几下。

④ 放入炸过的核桃仁，炒匀即成。

核桃仁粥

原料：大米100克，核桃仁40克，白糖少许。

做法：① 核桃仁洗净，捣碎。

② 大米淘洗干净。

③ 大米、核桃仁碎一起放入锅中，加水800毫升，煮至米粒开花，粥汤稠浓。

④ 放入白糖，搅匀即成。

乌鸡 ——助女人调经补血，煲汤喝防癌抗癌

乌鸡肉属于低脂肪、高蛋白食物，所含蛋白质、烟酸、维生素E、铁、钾、磷等营养素均优于普通的鸡肉，具有调节人体生理机能、提高免疫力、强筋健骨的食疗价值，更是妇女缺铁性贫血、月经不调等症的调养佳品。乌鸡炖食，治疗各类宫颈癌，特别是有阴道流血者；若与银耳、黑木耳、山药、红枣、莲子等同食，则能防治多种癌症。

别名：乌骨鸡、竹丝鸡。

性味：性平，味甘。

《本草纲目》：补虚劳赢弱，治消渴，中恶，益产妇。

归经：入肝、肾经。

为什么能防癌

1 乌鸡肉含有10多种氨基酸，如赖氨酸、蛋氨酸、组氨酸等，总量比普通鸡肉高出10％。食用乌鸡肉能补虚劳，有效调节生理机能，提高人体免疫力，减少癌症发生。

2 乌鸡肉富含抗癌矿物质硒，每百克含硒7.73微克，而含硒较多的大蒜才3微克多一点，不及乌鸡肉的一半。硒能抑制自由基攻击人体细胞，阻止癌细胞生成及转移。

用心选购

乌鸡应选鸡眼充满整个眼窝，鸡皮干燥，肌肉结实、有弹性的。

储藏保鲜

乌鸡宰杀后，擦去鸡肉表面的水分，包裹上保鲜膜，放入冰箱冷冻，可保鲜6个月。

食用宜忌

✅ 乌鸡肉细嫩，适宜用小火炖汤、煲汤。

✅ 乌鸡+人参：炖食，治疗各类宫颈癌。

❌ 乌鸡+芝麻、菊花：同食易中毒。

莲子白果炖乌鸡

原料：乌鸡1只（重约500克），白果10克，莲子25克，糯米50克，胡椒、葱段、姜片、酱油、盐各适量。

做法：① 乌鸡宰杀干净。

② 白果、莲子、糯米分别清洗干净。

③ 打开鸡腹，塞入白果、莲子、糯米、胡椒，用线缝合好。

④ 取砂锅一只，放入乌鸡，加水适量，入葱段、姜片、酱油、盐，炖熟即成。

乌鸡虫草汤

原料：乌鸡肉100克，冬虫夏草3克，盐、酱油、味精、香油各适量。

做法：① 冬虫夏草和乌鸡肉分别洗净，乌鸡肉切块。

② 取砂锅一只，放入鸡肉块、冬虫夏草，加水适量，先用大火煮沸，撇去浮沫，再改用小火炖至乌鸡熟烂。

③ 放入味精、酱油、香油、盐调味，稍煮片刻即成。

木耳金针乌鸡饮

原料：乌鸡1只（重约500克），黑木耳15克，金针菜30克，盐适量。

做法：① 黑木耳用水泡发，洗净。

② 金针菜洗净，备用。

③ 乌鸡宰杀干净，放入砂锅中，加水适量，先用大火烧沸，再改用中小火炖1小时。

④ 放入黑木耳、金针菜，煮至鸡肉熟烂，入盐调味即成。

五彩乌鸡丝

原料：乌鸡肉200克，青椒50克，胡萝卜、白萝卜各150克，鸡蛋1枚，姜丝、盐、料酒、水淀粉、植物油各适量。

做法：① 乌鸡肉洗净，切丝，入盐、鸡蛋、料酒、淀粉上浆。

② 青椒、胡萝卜和白萝卜分别洗净，切丝。

③ 炒锅放油烧热，放入鸡肉丝滑熟。

④ 炒锅留底油少许，入姜丝煸香，倒入青椒丝、白萝卜丝炒制，以盐调味，用水淀粉勾芡，倒入鸡肉丝翻炒两下即成。

带鱼 ——益血补虚，带鳞吃防癌补脑

防治肿瘤：白血病、胃癌、淋巴癌以及癌症体虚。

带鱼含脂肪量高于一般的鱼类，且多为不饱和脂肪酸，具有降低血液中胆固醇的作用；含有丰富的镁元素，能营养心血管系统，预防高血压、心肌梗塞。常吃带鱼，尤其是蒸食或煎食，能补脾益气，益血补虚，泽肤养发，更有防癌之利。

别名：刀鱼、裙带鱼。

性味：性平，味甘。

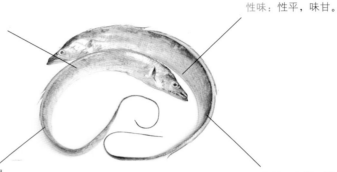

《随息居饮食谱》：暖胃，补虚，泽肤。

归经：入肝、脾经。

为什么能防癌

带鱼体表有一层白鳞，由卵磷脂、6-硫代鸟嘌呤等物质组成。卵磷脂对大脑有补益作用，延缓脑衰老；6-硫代鸟嘌呤是天然的抗癌剂，对白血病、胃癌、淋巴癌均有防治作用，科学家已经以它为主要原料，合成抗癌药。因此，带鱼带鳞吃更保健。

用心选购

优质的带鱼重量应超过500克，眼球饱满，鱼肉厚实、有弹性，体表富有光泽，鳞全且不易脱落。

储藏保鲜

将带鱼洗剖干净，装入袋中，放入冰箱冷冻。

食用宜忌

✅ 清洗带鱼时水温不可过高。

✅ 带鱼+大蒜：同食防癌。

✅ 带鱼+木瓜：同食治疗妇女产后少乳。

❌ 带鱼忌用牛油、羊油炸制。

❌ 患疮、疖的人不宜食带鱼。

糖醋带鱼

原料：带鱼500克，葱丝、姜丝、蒜片各7克，酱油、醋各25毫升，料酒、花椒油各5毫升，白糖5克，鲜汤、植物油各适量。

做法：① 带鱼去头、尾、内脏，洗净，剁成5厘米长的段，用盐略腌。

② 炒锅放油烧热，下带鱼段炸至两面呈金黄色时出锅，沥油待用。

③ 锅中留底油，下葱丝、姜丝、蒜片煸香，放入炸好的带鱼段，调入料酒、醋、酱油，加鲜汤少许，放白糖烧至入味。

④ 淋入花椒油，炒匀即成。

带鱼烧茄子

原料：带鱼肉400克，茄子200克，青椒50克，盐4克，料酒10毫升，淀粉、植物油各适量。

做法：① 带鱼去头、尾、内脏，洗净，切段，用盐、料酒腌渍，再拍上淀粉；茄子洗净，切成条；青椒洗净，切条。

② 锅放油烧热，放入带鱼段煎至两面金黄色，出锅沥油。

③ 锅中再次放油，倒入茄条、青椒条炒熟。

④ 加入带鱼焖烧，放盐炒匀，出锅前用水淀粉勾芡即成。

清蒸带鱼

原料：带鱼1条，葱段8克，姜片6克，料酒15毫升，虾油10毫升，盐3克，植物油适量。

做法：① 带鱼去头、尾、内脏，洗净，在两面各划十字花刀，切块后装盘。

② 放入所有调料，上锅蒸10分钟，取出。

③ 炒锅放油烧热，起锅浇在带鱼上即成。

干炸带鱼

原料：带鱼1条，鸡蛋2枚，淀粉15克，料酒15毫升，盐少许，植物油适量。

做法：① 带鱼去头、尾、内脏，洗净，切段，用料酒腌渍15分钟。

② 鸡蛋调打成蛋液，与淀粉、盐、少许水调成芡汁。

③ 将带鱼段放入调好的汁中蘸一下，入热油锅中炸熟即成。

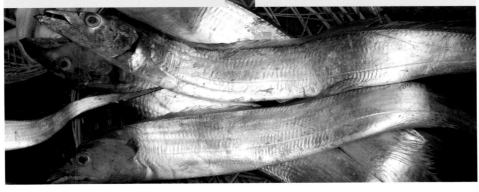

黄花鱼 ——富硒多营养，体弱的人常食调脾胃

防治肿瘤：食管癌、胃癌、胆囊癌及癌症放化疗后调养。

　　黄花鱼含蛋白质、脂肪、B族维生素、钙、磷、铁、碘等成分，做汤、煮食对人体有很强的补益作用，尤宜体质虚弱者、中老年人食用。黄花鱼广泛用于防癌抗癌，一些医书记载了黄花鱼抗癌方：将大黄花鱼鱼鳔用香油炸酥，碾碎吞服，治疗食管癌和胃癌；黄花鱼加盐煮食，可辅助治疗大肠癌。

别名：石首鱼、黄鱼、江鱼。

性味：性平，味甘。

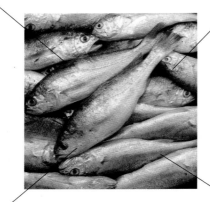

《开宝本草》：和莼菜作羹，开胃益气。

归经：入胃、肾经。

为什么能防癌

1　黄花鱼为富硒食物，每百克含硒近43微克，一天吃100克黄花鱼就可以满足人体对硒的需要。硒能清除人体内的自由基和重金属，防治各种癌。

2　黄花鱼含蛋白质丰富，并含有17种氨基酸，常食可提高人体免疫力，有助于癌症放化疗患者康复。

用心选购

　　新鲜的黄花鱼眼球饱满，鳃盖紧密，肉质有弹性，鳞片不宜脱落。

储藏保鲜

　　黄花鱼除去内脏，装入保鲜袋中，入冰箱冷冻。

✅ 黄花鱼+苹果：
同食补充营养更全面。

❌ 黄花鱼+荞麦：同食难以消化，伤肠胃。

❌ 皮肤病患者不宜食用。

🍚 防癌这样吃

黄花鱼炖豆腐

原料： 黄花鱼1条，豆腐500克，葱末、姜末、蒜片、干红辣椒、淀粉、料酒、酱油、醋、盐、白糖各适量。

做法： ① 将黄花鱼宰杀干净，拍上一层淀粉；豆腐洗净，切块；干辣椒切小段。

② 炒锅放油烧热，将黄花鱼煎至两面金黄色，放入干辣椒段、葱末、姜末、蒜片略炒。

③ 烹入料酒，加入酱油、盐，倒入豆腐块，稍微烧一下，注入热水，以没过鱼和豆腐为度。

④ 大火烧沸，再改中小火烧15分钟，入白糖、醋调味，煮至鱼、豆腐入味即成。

洋葱烧黄花鱼

原料： 黄花鱼1条，洋葱200克，青尖椒5个，姜片、蒜片、生抽、盐、料酒、淀粉、植物油各适量。

做法： ① 青尖椒洗净，去子，切圈；洋葱洗净，切丁。

② 黄花鱼宰杀干净，用盐腌制15分钟，拍上干淀粉，入热油锅煎至两面金黄色，盛出。

③ 锅中留底油少许，放入青椒圈、洋葱翻炒，入盐调味，再放入煎好的鱼、生抽、料酒、蒜片、姜片，翻炒两下。

④ 锅中加水少许，加盖焖烧至鱼熟入味即成。

清蒸黄花鱼

原料： 黄花鱼1条（重约500克），姜丝、葱末、料酒、盐各适量。

做法： ① 将黄花鱼宰杀干净，放入盘中。

② 往鱼身上浇料酒，撒上姜丝、盐；鱼腹内也填入少许姜丝、盐。

③ 蒸锅加水适量，放入黄花鱼盘，先用大火烧至水沸，再改用中火蒸15分钟，至黄花鱼熟。

④ 黄花鱼出锅，趁热撒上葱末即成。

糖醋黄花鱼

原料： 黄花鱼1条（重约500克），葱末、蒜末、盐、胡椒粉、白糖、醋、淀粉、植物油各适量。

做法： ① 黄花鱼宰杀干净，在鱼身上斜切几刀，用盐涂匀鱼身内外，再拍上淀粉。

② 炒锅放油烧热，放入黄花鱼炸至熟，装盘。

③ 锅内留底油少许，放入所有调料，用水淀粉勾芡，浇在鱼身上即成。

牡蛎 ——对抗多种肿瘤，保护心血管

防治肿瘤：甲状腺癌、白血病、宫颈癌、消化道癌症等。

牡蛎肉质软嫩，含有蛋白质、B族维生素、锌、铁、钴、锰、硒等营养素。富含核酸，核酸在蛋白质合成中起着重要作用，能延缓皮肤老化，减少皱纹的形成，故牡蛎被誉为"海底牛奶"。所含牛磺酸能保护心血管，可降低血脂、胆固醇，防止冠心病、高血压。牡蛎还适用于多种肿瘤的防治，如肝癌、胃癌、甲状腺癌、肺癌、淋巴癌。

别名：蚝、蛎黄、蛎蛤。

性味：性微寒，味咸、涩。

《本草纲目》：多食之，能细活皮肤，补肾壮阳，并能治虚，解丹毒。

归经：入肝、心、肾经。

为什么能防癌

1 牡蛎是含锌最多的天然食物，每百克含量近10毫克，是海参的10多倍，每天吃2~3个牡蛎即能满足身体所需。人体缺锌，可出现免疫缺陷，导致脾和胸腺萎缩，食管、胃等消化道黏膜增生，增加患癌风险。

2 牡蛎肉中含有清除自由基的谷胱甘肽等防癌抗癌成分，能自然杀伤癌细胞，延长癌症患者生存期。用牡蛎煮粥吃，就能防癌。中医常

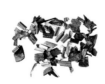

用牡蛎搭配鳖甲、三白草等药，治疗肝癌。

用心选购

选外壳完全封闭的牡蛎，勿买外壳已经张开的。

储藏保鲜

鲜牡蛎洗刷干净，放入水盆里，滴几滴香油，能保存一两天。

如果长期保存，应将牡蛎煮后去壳取肉，用保鲜袋包好，放入冰箱冷冻。

✅ 牡蛎+海带：同食防治甲状腺癌。

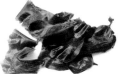

❌ 牡蛎+啤酒：同食易诱发痛风病。

❌ 蒸煮后外壳无法张开的牡蛎勿食。

❌ 身体虚寒的人慎食。

🍲 防癌这样吃

丝瓜烩牡蛎

原料：牡蛎200克，丝瓜300克，姜末、葱末、盐、胡椒粉、水淀粉、植物油各适量。

做法：① 牡蛎洗净，用沸水焯一下即捞出。

② 丝瓜去皮，切成滚刀片。

③ 炒锅放油烧热，入姜末、葱末煸香，放入丝瓜片略炒，加水少许。

④ 倒入牡蛎，烧沸后调入盐、胡椒粉，出锅前用水淀粉勾薄芡。

韭香牡蛎炒蛋

原料：牡蛎300克，鸡蛋2枚，韭菜50克，盐、料酒、胡椒粉、植物油各适量。

做法：① 牡蛎洗净，用盐、胡椒粉腌渍一下；韭菜择洗干净，切段。

② 鸡蛋磕入碗中，打成蛋液，入少许盐、料酒调味，然后上锅炒散。

③ 炒锅放油烧热，放入牡蛎煎至两面金黄。

④ 倒入鸡蛋、韭菜段，快速翻炒至熟，撒上少许盐即成。

牡蛎海带汤

原料：鲜牡蛎250克，海带50克，盐、香油各适量。

做法：① 鲜牡蛎洗净，切成片；海带泡发，洗净，切成丝。

② 取砂锅一只，加适量水，放入海带丝，用大火煮沸。

③ 待海带丝熟软时，放入鲜牡蛎片，煮沸。

④ 放盐、香油调味，稍煮即成。

烤牡蛎

原料：牡蛎300克，胡椒粉、酱料汁、植物油各适量。

做法：① 将牡蛎肉、壳分开，牡蛎肉洗净，用料酒、胡椒粉腌制10分钟；外壳刷洗干净。

② 酱料汁兑入植物油，调匀备用。

③ 牡蛎连同壳一同放入烤盘中，包好锡纸，入烤箱烤至蚝汁渗出，取出烤盘。

④ 淋上调好的酱料汁，再入烤箱烤7~8分钟即成。

蜂蜜 ——杀菌润肠，增强免疫力

蜂蜜药食两用，营养价值高，含糖约70%，还含有较多的蛋白质、有机酸、维生素。蜂蜜沏水喝能调养肠胃，润燥通便；能扩张冠状动脉，改善心肌功能，起到保护血管、降血压的作用。蜂蜜具有杀菌的作用，外涂患处能促进溃疡面愈合。

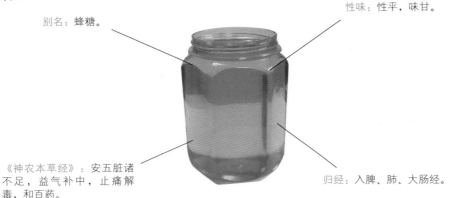

别名：蜂糖。

性味：性平，味甘。

《神农本草经》：安五脏诸不足，益气补中，止痛解毒，和百药。

归经：入脾、肺、大肠经。

为什么能防癌

1 蜂蜜含有蔗糖酶、葡萄糖氧化酶等多种酶，这些酶与蜂蜜中的钙、镁、铁等矿物质协同作用，提高人体免疫力，让人少生病，降低患癌概率。例如，经常用蜂蜜泡水喝的人很少患流感。

2 蜂蜜含有多种抗癌活性成分，加上有润肺之功，食用能缓解肺癌干咳无痰或大便干结。蜂蜜与不同的食材搭配，对乳腺癌、结直肠癌、前列腺癌、宫颈癌、口腔癌等肿瘤均有抑制作用。例如：将红薯粉煮粥，调入蜂蜜，治疗结肠癌引起的腹泻；鸡

蛋、蜂蜜一同煎熟食用，可治疗肺癌咳嗽。

用心选购

蜂蜜应选蜜液清澈，透光性好，颜色均匀，闻之有淡淡花香的。如蜂蜜闻之有果糖味或其他异味，多为伪劣品。

储藏保鲜

蜂蜜装入密封容器中，置阴凉、干燥、清洁、通风处。

◎ 冲泡蜂蜜用40℃左右的温开水，忌用沸水。

◎ 蜂蜜+陈醋：煮沸候冷含咽，适用于舌癌伴有炎症疼痛或放射治疗。

◎ 蜂蜜+荷叶：煮汤，适用于喉癌放射治疗。

✕ 蜂蜜+鲫鱼：同食引发中毒。

✕ 蜂蜜+洋葱：同食损伤视力。

✕ 小儿、糖尿病人不宜食用。

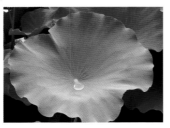

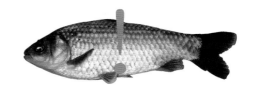

防癌这样吃

蜜汁山药

原料：山药300克，蜂蜜、枸杞各适量。

做法：① 山药去皮，切成1厘米厚的片，泡水中防止氧化变黑。

② 锅中加水适量，烧开后入山药片，焯3～5分钟至熟，捞出沥水。

③ 山药装盘，撒上枸杞。

④ 将蜂蜜浇在山药上即成。

芹菜蜜汁

原料：芹菜150克，蜂蜜25毫升。

做法：① 芹菜择去老叶，留嫩叶，洗净，切小段。

② 取榨汁机，放入芹菜段，启动机器榨成汁，过滤倒入玻璃杯中。

③ 往杯中调入蜂蜜，直接饮用，或稍加热服用。

萝卜蜂蜜汁

原料：白萝卜250克，蜂蜜100毫升。

做法：① 白萝卜洗净，切成小丁。

② 取一个玻璃瓶，放入白萝卜丁，倒入蜂蜜，稍微搅拌一下，密封，放冰箱冷藏。

③ 每次从瓶中倒出适量萝卜蜜汁，冲温水喝即可。

金橘蜜茶

原料：金橘5只，蜂蜜25毫升。

做法：① 金橘去梗，清洗干净，带皮切成薄片。

② 取水杯一只，放入金橘片，冲入适量温开水。

③ 调入蜂蜜，搅匀即饮。

小专题：经常嚼食槟榔易致口腔癌

槟榔是一种以槟榔果配上花、叶、藤、石灰等辅料加工而成的小食品，属于世界公认的一级致癌物。

槟榔果自身含有槟榔素、槟榔碱两种致癌成分，会毒化细胞，诱发细胞突变；辅料石灰则能灼伤细胞，是助癌剂。另外，槟榔质地坚硬，入口反复咀嚼时会磨损口腔黏膜细胞，令口腔黏膜纤维化、白斑、溃疡等，这些正是口腔的癌前病变。嚼槟榔还会造成牙齿变黑、齿龈萎缩或牙周病等。

我国台湾、海南、湖南以及广东部分地区有嚼食槟榔的传统，一人一天少则两三袋，多则十几袋，当地人恰恰口腔癌高发。数据显示，台湾口腔癌患者中，十之八九是由嚼槟榔引起。

不得不强调一点，嚼槟榔时还抽烟，患口腔癌、喉癌、食管癌的概率更高。

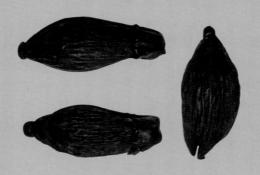

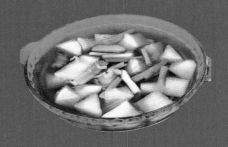

第三章
特殊人群防癌怎么吃

　　一些人属于癌症高危人群，患癌概率明显高于普通人，而且患癌症的种类也不同。例如，儿童最容易患白血病，抽烟的人容易得肺癌，长期饮酒的人受肝癌威胁较高。

　　这些高危人群如何科学饮食，降低癌风险呢？本章将告诉你答案。

2~4岁儿童防白血病

保证食品安全、营养供应是重点

儿童所患最多的癌症为白血病，比例超过40%，2~4岁龄发病率最高。儿童患白血病与他们自身的免疫系统尚未发育完全，身体各器官的功能不够成熟，无法有效地抵御致癌物侵犯机体的细胞有关。儿童饮食防白血病应做到：

饮食营养全面

母乳喂养： 母乳喂养预防白血病的发生，效果明显。

建议：母乳喂养达6个月以上。

高蛋白食物： 充足的蛋白质摄入有利于儿童预防白血病，如牛肉、鸡肉、鱼、鸡蛋、黄豆、豆腐、豆浆等。

建议：将肉蛋等食物加工成肉丁、肉糜、鱼丸、蛋羹，方便小儿消化和吸收。

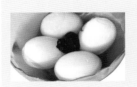

多吃水果： 经常食用橘子、橙子、苹果、香蕉等水果，可大大降低患白血病的风险。

建议：为方便1~3岁小儿食用，可将水果榨汁、制泥糊、煮粥羹。

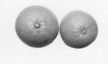

防挑食、偏食： 挑食将导致某些营养素摄入不足，令儿童出现贫血、软骨病、免疫力低下、肥胖等多种问题，更为白血病的发生提供了条件。

建议：父母不妨在烹饪上下功夫，注意香、色、味及食物造型的搭配，如将红、绿蔬菜一起炒制，将馒头做成小动物形状等。

饮食安全

注意食品卫生： 吃蔬菜前清洗消毒，不喝污染水，不吃含有毒重金属的米面，不吃过期变质的食物。

拒绝小食品： 膨化食物、小火腿肠、方便面等，含有危害儿童健康的添加剂成分，应尽可能减少食用。

吃饭前洗手： 特别是接触了玩具、书籍等东西后，一定要洗手，防止有毒有害物质随食物进入体内。

蒸苹果（食物清洗）

原料：苹果1只，盐少许。

做法：① 苹果用水冲洗一下，弄湿表面。

② 在苹果表皮涂少许盐，双手握住苹果来回地搓，清除苹果表皮的有害物质。

③ 将苹果对半切开，去蒂、核，切成均匀的小块，装入碗中。

④ 将苹果碗放入蒸锅中，加水适量，烧至水沸，再蒸5分钟即成。

豆腐鱼泥（高蛋白、肉糜）

原料：嫩豆腐半盒，草鱼60克，葱末10克，盐、生抽、淀粉、植物油各少许。

做法：① 豆腐切片，摆放盘中。

② 草鱼去骨，剁成泥，搓成若干个肉丸，分别码放在豆腐片上。

③ 将豆腐鱼丸盘放入烧沸的蒸锅中，蒸20分钟至熟，取出。

④ 炒锅放油少许，加水、盐、生抽、水淀粉，煮成芡汁，撒上葱末，起锅浇在豆腐鱼丸上即成。

彩椒茄丁盅（食物造型）

原料：茄子150克，猪肉馅50克，姜末5克，红椒100克，胡萝卜50克，盐2克，酱油3毫升，白糖3克，鸡精1克，料酒5毫升，植物油适量。

做法：① 茄子洗净，去皮，切成小丁；胡萝卜洗净，切成丁。

② 红椒从中间剖开，去掉瓤，做成盛菜的器皿。

③ 炒锅放油烧热，入姜末煸香，放入肉馅炒至变色，以酱油、白糖、料酒调味。

④ 放入萝卜丁、茄丁翻炒，入盐、鸡精调味。

⑤ 茄丁炒熟后起锅，倒入红椒盅中即成。

五色开胃炒饭（食物颜色悦目）

原料：米饭1小碗，土豆50克，胡萝卜50克，毛豆粒30克，干香菇3朵，鲜玉米30克，鸡蛋1枚，盐3克，植物油适量。

做法：① 香菇用冷水泡发，切丁；土豆、胡萝卜分别去皮，切丁；毛豆粒、玉米粒分别洗净。

② 炒锅放油烧热，入香菇丁炒香，再放毛豆粒、土豆丁、胡萝卜丁、玉米粒翻炒片刻，加水煮至玉米粒、毛豆粒熟，水干后即出锅。

③ 炒锅再次放油烧热，打入鸡蛋炒成鸡丁，倒入米饭炒散炒熟。

④ 倒入先前炒好的蔬菜丁，炒匀即成。

老年人防癌 滋补、抗衰的食物应常吃

老年人最易患肝癌、肺癌、食管癌、胃癌、大肠癌五种癌，这与机体营养吸收变差、细胞衰老加速、免疫力降低有着密不可分的关系。老年人防癌应经常吃抗衰滋补类食物，以延缓细胞衰老，提高机体免疫力。

滋补气血的食物

气血亏虚时间长了，导致脏腑器官失去濡养，人体早衰而引起病变。

宜吃食物：黑豆、黑木耳、黑芝麻、发菜、花生、葡萄、红枣、桂圆、人参、乌鸡、猪肝、阿胶等。

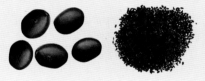

滋补脾胃的食物

脾胃是先天之本，人至老年，脾胃消化、吸收的功能下降，易出现便秘、体虚、免疫力低下等问题。

宜吃食物：小米、薏米、山药、莲子、藕粉、白扁豆、南瓜、茯苓、牛奶等。

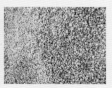

滋补肝肾的食物

肝肾亏损，导致形体官窍失养，出现腰酸疲乏、耳鸣眼花、心悸失眠、面色无华等问题，人体抗病能力下降。

宜吃食物：冬虫夏草、阿胶、海参、牡蛎、甲鱼、泥鳅、猪肾、鹿肉、桑椹、核桃仁、莲子、枸杞、松子等。

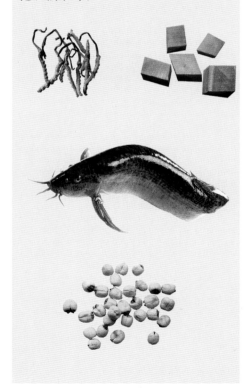

菠菜猪肝汤（补血）

原料：猪肝200克，菠菜250克，淀粉、盐、酱油、味精、香油各适量。

做法：① 猪肝洗净，切薄片，用淀粉浆渍。

② 菠菜择洗干净，切成段。

③ 将汤锅放火上，加水适量烧沸，放猪肝片，入酱油、盐，再次煮至水沸。

④ 菠菜入锅，煮沸后入味精、香油调味即成。

扁豆山药粥（补脾胃）

原料：白扁豆30克，山药50克，大米50克，白糖少许。

做法：① 白扁豆洗净；山药去皮，切成薄片。

② 大米淘洗干净，与白扁豆同置锅中，加水适量，先用大火烧沸，再改用小火煮至半熟。

③ 加入山药片、白糖，煮至粥成。

人参母鸡汤（补气）

原料：母鸡1只，人参片3克，葱段、姜片、盐、料酒、植物油各适量。

做法：① 人参冲洗去尘；母鸡宰杀干净，剁块。

② 炒锅放油烧热，放入葱段、姜片炒出香味，加入料酒、适量水烧沸，捞出葱段和姜片不用。

③ 放入鸡块、人参片，转小火炖1小时，至鸡肉熟烂。

④ 打开锅盖，撇去浮沫，入盐调味即成。

泥鳅炖豆腐（补肝肾）

原料：泥鳅150克，豆腐100克，料酒、盐、味精、植物油各适量

做法：① 泥鳅去内脏，洗净。

② 豆腐洗净，切小块。

③ 炒锅放油烧热，放入泥鳅、豆腐块稍微煎一下，烹入料酒，加水适量，用大火煮沸。

④ 改小火炖25分钟，入盐、味精调味即成。

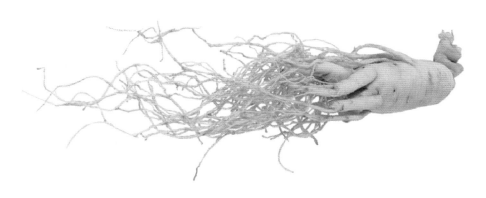

烟民防肺癌

多选食益肺、抗氧化之物

吸烟是肺癌最重要诱因之一，烟民应引起足够的重视。烟草中的放射性物质、重金属等作用于人体，破坏免疫系统功能的同时，可诱发细胞癌变。烟民选择性地吃一些益肺抗氧化的食物，有助于减少肺癌发生。

益肺食物

梨：生津润燥，清热化痰，适用于内热或阴虚引起的口渴、咳喘、痰黄等症。

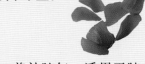

银耳：润肺养胃，滋阴益气，适用于肺气虚、肺阴虚。

百合：补肺润肺，适用于肺虚干咳，或痰中带血。

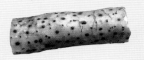

花生：善补肺气，适用于肺虚久咳。

山药：既补肺虚，又健脾益肾，适用于肺虚。

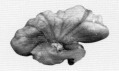

核桃仁：肺肾双补，适用于肺肾两虚、久咳痰喘。

松子仁：润肺补肺，适用肺虚干咳少痰或无痰。

动物肺脏：如猪肺、羊肺、牛肺等，中医有"以脏补脏"之说，适用于虚者。

豆浆：补虚润燥，益肺化痰，适用于肺气虚、肺阴虚。

抗氧化食物

富含维生素C：柑橘、番茄、樱桃、山楂、草莓、猕猴桃、菜花等。

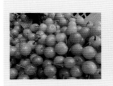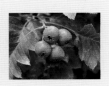

富含维生素E：谷类、坚果、绿叶蔬菜、玉米油、花生油、瓜子油、橄榄油等。

富含维生素B_2：瘦肉、蛋黄、大豆、小米、菠菜等。

富含硒：赤小豆、绿豆、大蒜、大葱、香菜、桑椹、苹果等。

雪梨百合粥（润肺阴）

原料：糯米50克，雪梨1只，鲜百合1头，冰糖少许。

做法：① 糯米淘洗干净，用水浸泡一下。

② 百合洗净，掰成小片；梨洗净，去核，切成小丁。

③ 锅中加适量水，放入梨丁、百合煮沸，倒入糯米煮至粥熟。

④ 放入冰糖稍煮即成。

蜂蜜柚子茶（抗衰）

原料：柚子1个，蜂蜜250毫升，冰糖、盐各适量。

做法：① 用盐将柚子皮搓至湿润，剥下柚皮，尽量不带白瓤；柚肉掰成小块，备用。

② 将柚子皮切丝，用盐渍30分钟，入沸水中煮30分钟，捞出沥水。

③ 将柚皮丝再次入锅，加水煮软。

④ 放入冰糖、柚肉块，炖至果肉微黄色，离火，晾凉。

⑤ 调入蜂蜜即成。

萝卜猪肺汤（清肺化痰）

原料：猪肺1个，白萝卜250克，盐适量。

做法：① 猪肺灌水冲洗2～3遍，切成厚件，放入沸水中煮，撇去浮沫，捞出，再次用水冲洗。

② 白萝卜洗净，去皮，切厚片。

③ 猪肺入锅，加水适量，煮沸后以大火继续煮10分钟，再转中小火煲1个小时。

④ 加入白萝卜片，煮30分钟，入盐调味即成。

赤小豆薏米汤（抗衰）

原料：赤小豆30克，薏米30克，红枣5颗，红糖少许。

做法：① 赤小豆洗净，用水浸泡1小时。

② 薏米洗净，用水浸泡30分钟；红枣洗净。

③ 薏米、赤小豆、红糖一同入锅，加水适量，煮至米豆熟汤浓。

④ 放入红糖，搅匀即成。

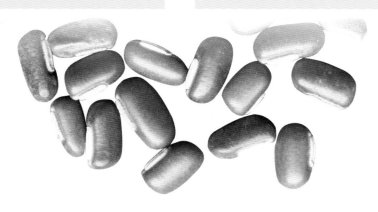

妇女防乳腺癌
清淡、低脂饮食多一点

乳腺癌是威胁女性健康的恶性肿瘤之一，许多知名女性死于乳腺癌，如演员陈晓旭、歌手姚贝娜、歌手阿桑等。乳腺癌高发与日常高脂肪、高蛋白饮食密不可分，这也是美国女性乳腺癌发生率高于我国女性的重要原因。预防乳腺癌，日常应保持清淡、低脂的饮食习惯。

少油

每天食用油量不超过20毫升。少油烹饪窍门：

炒菜之后控油：烧青椒、豆角、莴笋等吸油少的蔬菜时，先将油控出再装盘。

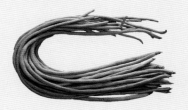

肉煮七成熟再炒：把肉煮到七成熟再切片炒，这样肉中油脂会有一部分"跑"到水里，减少肉中的脂肪含量。

煲汤撇去油脂：鸡、排骨、牛腩等煲汤时都会出油，将油脂撇去再喝汤。

以蒸煮代替煎炸：煎炸食材时大量用油，改为蒸煮则用油非常少，如炸鱼改为清蒸、煎鸡蛋改为蒸蛋羹。

少盐

每天摄入盐不超过6克。

减少高盐食物摄入：火腿肠、咸菜、咸蛋、外卖熟食、凉面、运动饮料等。

限制使用的调料：味精、酱油、大酱、蚝油等。

使用改善口感的调料：醋、葱、大蒜、生姜、辣椒、芥末等。

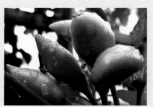

少脂肪

减少脂肪摄入不是一味地吃素，而是有选择地吃肉。

选食低脂肉：里脊肉、前腿肉、后腿肉、兔肉、鱼、虾等。

忌食高脂肉：动物肥肉、猪排骨、炸鸡、烤鸭、禽肉的皮。

虾味蛋羹（蒸菜）

原料：鸡蛋2枚，明虾5只，葱末6克，料酒5毫升，盐3克，生抽4毫升，淀粉适量。

做法：① 明虾剥去外壳，取虾肉洗净，用盐、料酒、生抽、淀粉腌制15分钟。

② 鸡蛋磕入碗中，加等量温开水，放入盐、料酒、生抽，调打成蛋液。

③ 鸡蛋液碗盖上盖，放入沸水锅中蒸4～5分钟，至蛋液稍微凝固。

④ 放入虾肉，再入锅蒸5～6分钟，停火后闷一会儿，出锅时撒上葱末即成。

辣子兔肉丁（低脂肉）

原料：兔肉250克，莴笋1根，葱末15克，姜片3克，蒜片3克，泡红辣椒5个，酱油、盐、醋、水淀粉、鸡粉、植物油各适量。

做法：① 兔肉洗净，切成丁，用盐、鸡粉、水淀粉拌匀挂浆。

② 莴笋洗净，切成丁，用盐拌匀腌一下；泡红辣椒洗净，切末。

③ 取碗一只，放入酱油、醋、盐、鸡粉、淀粉，加少许水兑成芡汁。

④ 炒锅放油烧热，放入肉丁炒散，加入泡红辣椒末、姜片、蒜片炒香，再放入莴笋丁、葱末炒匀，起锅前烹入芡汁。

姜汁藕片（姜末、醋调味）

原料：莲藕500克，姜75克，盐2克，醋20毫升，酱油10毫升，香油少许。

做法：① 莲藕洗净，去皮，切成厚约3毫米的薄片。

② 姜去皮，剁碎末。

③ 醋、酱油、香油倒入小碗中，调成味汁。

④ 藕片放入沸水中焯一下，捞出装盘，撒上姜末，浇上味汁，拌匀即成。

糖醋萝卜皮（少油、少盐）

原料：心里美萝卜1个，醋20毫升，白糖15克，盐、辣椒油各少许。

做法：① 萝卜除去须根、顶尖，清洗干净。

② 用刀片下萝卜皮，皮厚一点，然后用盐腌一下，倒去萝卜汁，萝卜皮装盘。

③ 醋、白糖、辣椒油调成味汁，浇在萝卜皮上，拌匀即成。

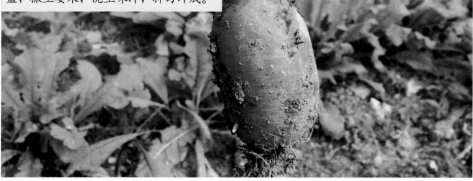

嗜酒的人防肝癌

护肝、解酒食物不可少

不论是啤酒、白酒，它们对肝脏都有一定的伤害。别的不说，长期大量饮酒的人多会出现酒精肝，包括酒精性脂肪肝、酒精性肝炎和酒精性肝硬化。肝脏的损害是不可逆转的，酒精肝继续恶化很可能变成肝癌。研究显示，酒精性肝硬化后1%～2%转变为肝癌。因此，喜欢喝酒的人如何饮食来应对酒精肝、酒精性肝癌呢？

吃护肝食物

高蛋白食物：食物中的蛋白质能修复受损的肝细胞，促进肝细胞再生。如鸡蛋、豆腐、牛奶、鱼、鸡肉、芝麻、松子。

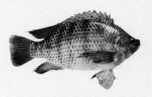

糖类食物：糖是保护肝脏的重要物质，它能合成肝糖原储存在肝脏中，防止摄入体内的毒素对肝细胞造成损害。如米饭、面条、大饼、蛋糕、巧克力、果汁、蜂蜜等。

富含维生素A的食物：维生素A能保护肝脏，阻止肝细胞变异，恢复正常功能。如：番茄、胡萝卜、菠菜、动物肝脏、鱼肝油、乳制品等。

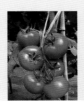
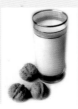

富含B族维生素的食物：B族维生素能增强肝脏对酒精的耐受性，起到护肝的作用。如黄豆、大米、香菇等。

吃解酒食物

快速地分解代谢掉体内的酒精，减少肝脏负担，让人清醒。如白开水、米汤、绿豆汤、大白菜心、芹菜、冬瓜、甘蔗汁、橘汁、梨等。

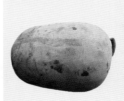
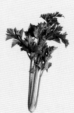

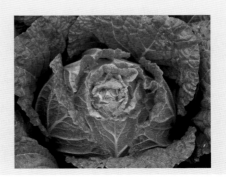

菠菜粉丝鸡蛋（补维生素A）

原料：菠菜350克，鸡蛋2枚，粉丝1卷，葱末、蒜末、盐、植物油各适量。

做法：① 菠菜洗净，去根、枯叶，切4～5厘米的小段；粉丝用水泡好。

② 鸡蛋磕入碗中，打成蛋液，入热油锅中炒熟炒散，出锅装盘。

③ 炒锅再次放油烧热，入葱末、蒜末煸香，放菠菜段翻炒至软，放粉丝翻炒。

④ 放入炒好的鸡蛋，翻炒至熟，入盐调味即成。

冬瓜海带汤（醒酒）

原料：冬瓜500克，海带500克，盐、植物油各少许。

做法：① 冬瓜去皮，切块。

② 海带用水浸泡40分钟，清洗几遍，切成菱形块。

③ 炒锅放油烧热，倒入冬瓜块、海带片翻炒2分钟。

④ 倒入适量水，大火沸煮七八分钟，入盐调味即成。

土豆炖鸡腿（补蛋白质）

原料：鸡腿500克，土豆200克，青椒1只，葱末、姜末、大茴香、白糖、老抽、盐、植物油各适量。

做法：① 鸡腿洗净，切块；土豆洗净，去皮，切成滚刀块；青椒洗净，去蒂、子，切片。

② 炒锅放油烧热，入葱末、姜末煸香，倒入鸡块翻炒，放入大茴香、白糖、老抽及适量水，翻炒两下。

③ 放入土豆块，混匀，以中小火炖煮。

④ 待锅中水将烧干时，放入青椒片、盐，收汁即可出锅。

绿豆汤（醒酒）

原料：绿豆100克。

做法：① 绿豆洗净，用水浸泡2小时。

② 绿豆放入锅中，加水适量，煮至绿豆熟烂即成。

附录 常见致癌物一览表

致癌（促癌）成分	主要来源	致癌种类
乙醛及乙醇	酒精饮料	胃癌、肝癌
黄曲霉素	霉变的谷物、坚果，发酵的食物	肝癌
砷以及无机砷化合物	含砷水源，雄黄酒，雄黄（中药材），合金、玻璃、陶瓷、印染、农药、医药等生产工业	皮肤癌、肺癌
石棉	石棉矿开采、加工，纺织、建筑、冶金等使用石棉材料的行业	肺癌、间皮瘤
苯、甲苯、二甲苯等	油漆、油漆稀释剂、涂料、胶黏剂、防水材料等	白血病、淋巴癌
苯并芘	烧烤的食物，香烟烟雾，汽车尾气，煤焦油、煤、石油等燃烧产生的烟气，炼油、沥青、塑料等工业污水	肺癌、食管癌、胃癌、大肠癌等
丙烯酰胺	炸薯条、炸薯片等淀粉类油炸食物	消化系统肿瘤、呼吸系统肿瘤
甲醛	人造板材、人造板材家具，墙布、墙纸、化纤地毯、窗帘等纺织品，白乳胶、泡沫塑料、油漆、涂料等装饰材料	白血病、鼻咽癌、结肠癌、脑瘤
双氯甲醚/氯甲醚	塑料工业生产	肺癌
丁二烯	橡胶合成工业、电子工业、菜子油加热时	乳腺癌、肺癌
镉及镉化合物	铅锌矿，有色金属冶炼，电镀，用镉化合物做原料的工业，香烟，被镉污染的食品	前列腺癌、乳腺癌
铍及其化合物	冶炼和加工铍的工厂	皮肤癌、呼吸系统肿瘤
环氧乙烷	洗涤、医药、印染等生产工业	胰腺癌、膀胱癌、脑癌
氯霉素（抗生素）		急性白血病
利血平（降压药）		乳腺癌

化学因素

化学因素		安乃近、氨非咖片、复方阿司匹林等（解热镇痛药）	肾盂癌、膀胱癌、胃癌、肝癌等
		白消安（抗白血病药）	肺癌、外阴癌
		环磷酰胺（免疫抑制药）	粒细胞性白血病
	马兜铃酸	广防己、青木香、马兜铃、寻骨风、朱砂莲等（中药材）	膀胱癌、输尿管癌
	激素	甲基睾丸素、孕酮等激素类药物，含激素的保健品	肝癌、子宫内膜癌、前列腺癌、肾上腺癌
		槟榔果	口腔癌
	亚硝胺	咸鱼、咸肉等腌制食物，油炸、油煎食物，腐败变质的食物，化妆品，啤酒，香烟	食管癌、胃癌、结肠癌、肺癌、肝癌等
		猪肉、羊肉、牛肉等红肉	胰腺癌、肺癌等
		苏丹红、溴酸钾等食品添加剂	各种癌
	二恶英	垃圾焚烧、钢铁冶炼、有色金属冶炼	肺癌
	六价铬	有色金属加工、电镀、制革等行业	肺癌、皮肤癌
		空气污染	肺癌、膀胱癌
物理因素	紫外线	太阳	皮肤癌
	电离辐射	太阳、医院的X线透视、核工业、电子显微镜、彩电显像管、建筑材料	白血病、乳腺癌、肺癌、骨肉瘤、甲状腺癌、皮肤癌等
生物因素	中华分支睾吸虫	猫、狗等宿主，未煮熟的螺类、鱼类	原发性肝癌、胆管癌
	血吸虫	接触疫水	大肠癌
	人乳头瘤病毒（HPV）	性生活、日常生活接触、母婴传播	宫颈癌、阴道癌、外阴癌、咽喉癌、肛门癌
	EB病毒	唾液、输血传播	淋巴癌、鼻咽癌
	乙肝病毒	血液、母婴、性、日常生活接触、蚊虫叮咬传播	肝癌
	丙肝病毒	血液、性生活、母婴传播	肝癌
	艾滋病病毒	性生活、体液、母婴传播	卡波西肉瘤
	人类嗜T淋巴细胞病毒Ⅰ型	输血传播	白血病

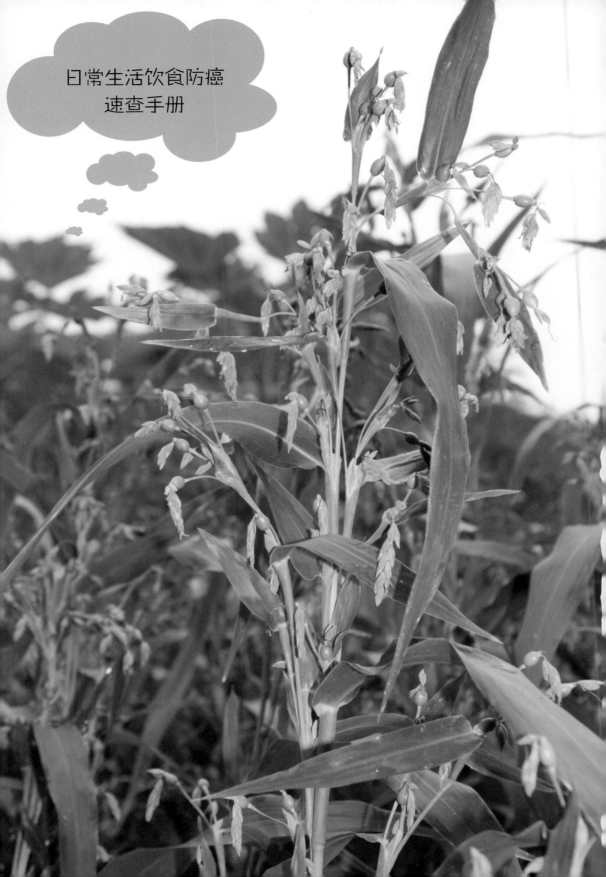

日常生活饮食防癌
速查手册